赵　琼　武宗杨——

著

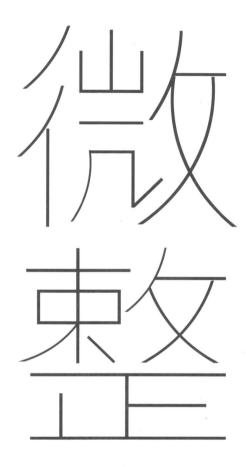

U0257868

青岛出版社

QINGDAO PUBLISHING HOUSE

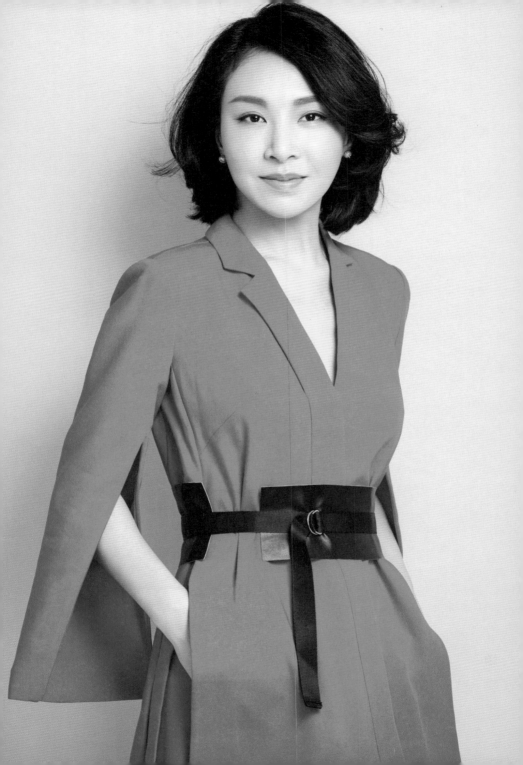

她

赵琼

北京卓彦丽格医疗美容机构院长；

"复合微整形"理念第一人；

中国众多一线明星微整形御用医生；

多点提拉术和复合动力除皱创始人；

法国、瑞典、荷兰、美国等多国知名注射美容产品特聘培训专家；

中国美容与整形最高奖项"白天鹅奖"获得者；

美国 Botox（保妥适）、瑞典瑞蓝玻尿酸全球指定注射医师；

"费加罗"美妆大奖评委；

《时尚芭莎》特约美容顾问；

《YOKA 美容 · 赵琼美型》杂志专栏医生；

著有畅销书《我的美丽处方》《微雕时代》；

受邀出演腾讯整容话题电视剧《美人季》；

曾接受《嘉人美妆》《时尚 COSMO》《时装 L'OFFICIEL》《智族 GQ》《北京青年周刊》《东方壹周》《品位》《ELLE》《费加罗》等中国高端时尚媒体专访。

微信扫描二维码关注"美课美"
免费获得赵琼老师医美课
教你科学走进医美

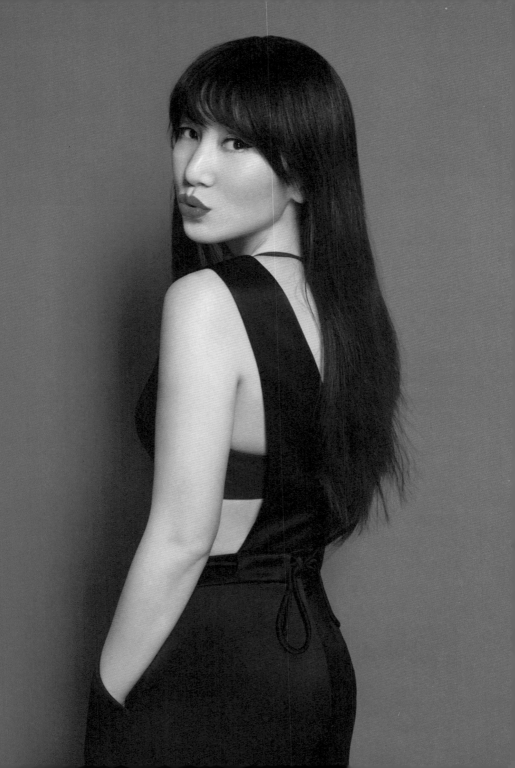

她

武宗杨

不"作"不美的天蝎女；

《时尚芭莎》美容总监；

时尚芭莎电商总经理；

资深媒体人；

明星模特大爱的"芭莎红"产品经理；

著有《辣妈少女心》《美丽 PK 赛》等多本畅销书。

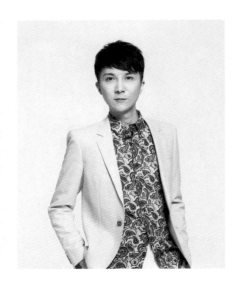

美，是一种态度。从不陷入流行的泥沼，她是极致的审美掌舵者。信赖，使我在她面前放弃了主见。这本书集合了赵琼医生十余年的专业经验，结合通俗易懂的语言，引领爱美者发现属于自己的独特的美，非常推荐。

——知名美妆专家
尼可

做医美切忌盲目和冲动，在规范的医美机构和靠谱的医生对话，才是女人对自己容颜、身体负责任的选择！至于如何找到适合自己的医生，绝对是个挑战，如果按百分比来计算，应将 20% 的精力用在做决定上，80% 的精力用在找医生上。找对医生比找对机构更重要。

——联合丽格医疗美容集团董事长
李滨

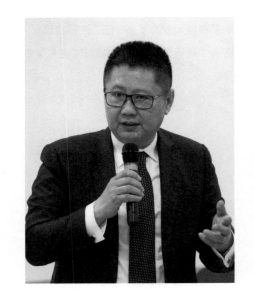

追求美是人类的天性。现代医学科技的发展，新材料和新技术的应用，让人类能够更有自信地改变自我、完善自我。当然，新事物带来的混乱、医疗信息的不对称，会让消费者如雾里观花。通过本书，我们可以跟随专业人士的引领，更好、更安全地去变美。乐哉！

——联合丽格医疗美容集团
北京事业部总经理
纵亚南

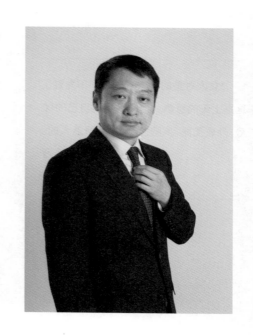

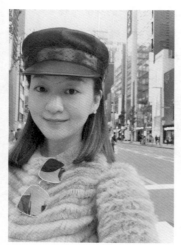

十几年的美容院会员经历告诉我，能真正解决颜值问题的还是医美，能用医美真正帮人们变美的医生就是好医生！赵琼就是不可多得的好医生。她不仅技术精湛，而且懂得微整的分寸和审美的与时俱进。一位医生，做到有变化不难，难的是让你变得有个性并彰显高级感。赵琼医生，让你爱上自己！

——知名医美视频节目《咋整呢呵呵》CEO
林呵呵

女人对美的追求再用力都不为过，这是上天的恩惠。但懂得利用自己的优势，外表美丽，头脑性感，才是最迷人的。

——时尚芭莎品牌总经理
沙小荔

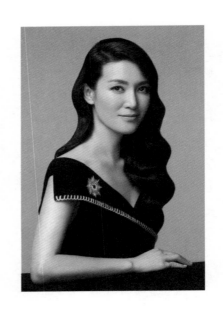

三年来，在数百万用户的身上，我们看到了医美作为有效提高颜值的手段，带给女性的幸福和自信。当然，这一切的前提就是找到一个好医生。赵琼医生是我接触过的医生中最优雅、最懂得分寸之美且技术最精湛的医生，在她的手里，你会看到更美的自己。

——知名医美视频节目
《咋整呢呵呵》COO
刘恋

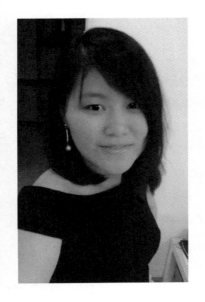

一个好闺密变美的故事

赵琼

她叫林梓，曾经是一名网球运动员，现在是一名高级网球私教。她一直在寻找自己的美丽之路，因为她坚信：美是可以选择的。

网球私教，一听便知是充满阳光、走在时尚前沿的行业。但时尚二字离不开漂亮的外表，更离不开自信对漂亮外表的充实。若一个人对自己的外貌都不满意，自信从何而来？林梓便是这样。

回想初遇见时，林梓化着烟熏妆、戴着鸭舌帽，一副不修边幅的样子。她总爱低头，话也很少，让人丝毫感觉不到"80后"运动女孩的自信与活力。而现在的她活脱脱是一位女人味十足的网球美女，优雅中不失性感，知性中不失俏皮，自信由内散发。

大饼脸、单眼皮、塌鼻梁一直是女性追寻美丽路上的绊脚石，这些对于与时尚圈有密切接触的林梓来讲更是无法接受的缺点。

对美的追求促使她有了靠医疗美容改变自己的冲动。

2011年，林梓开始了"三步寻美计划"的第一步——瘦脸。在接受瘦脸治疗之前，她曾犹豫、担心，也曾激动、欣喜，心情如打翻的五味瓶。令她意外的是，咬肌注射居然是在和我轻松自如的谈话中结束的。"原本以为要痛苦挣扎一番，没想到一杯下午茶的时间便能成就一张小V脸。"之后，我把注意事项整理成文字发给她，这也让她在心理上放松了很多。

瘦脸后的林梓爱上了照镜子，更爱上了镜子里的小V脸，先前的疑虑、恐慌统统没有了，随之而来的是女性朋友羡慕的眼神、男性朋友的倾慕之情。先前，家人对她的不理解、不支持也出现了180度的大转变，毕竟，事实摆在眼前。见到女儿瘦脸后的状态，林妈妈发自内心地高兴。

有了第一步的成功经验，林梓便开始张罗她"三步寻美计划"的第二步——美眼。女人都希望拥有一双"回眸一笑百媚生"的大眼睛，林梓也不例外。2012年，她再一次走进我的办公室，与上次不同的是，这次，她对我多了一份信任。

美眼之路很成功，她说："现在的我不需要任何化妆品，不需要非主流的烟熏妆，就这样，清秀的双眸就很美，这是一种自然且干净的美。"

在变美的过程中，林梓与我的关系也在发生微妙的变化，少了医生与治疗者之间的陌生感，多了一份自然随意的亲切之情。同时，她的工作状态也悄无声息地发生了变化。不知从什么时候起，找她当私教的客户越来越多，现在，她已成为网球杂志的模特新宠。

在这之后，林梓又开始了"三步寻美计划"的最后一步——隆鼻。鼻子在五官中有着举足轻重的地位，高高的鼻梁可以让面部轮廓清晰、有立体感。在准备隆鼻的过程中，林梓一直纠结是通过手术在鼻子中植入假体还是通过注射来成就高鼻梁，因为她听说植入假体的效果比较持久。她又一次拨通了我的电话，我的回答是："可以用针解决的事情绝不赞成用手术，因为任何手术都存在风险，并且假体会使你的面部显得呆板、不自然。"

　　我反对那些一味追求美而过度依赖医疗美容的人，我们要美，但更需要安全的、恰当的美。这不也正是林梓的初衷吗？林梓圆满地完成了她的"三步寻美计划"，同时也成就了她从外表到内心的华丽蜕变。"能变漂亮干吗不去变呢？"这也成了林梓的美丽宣言。

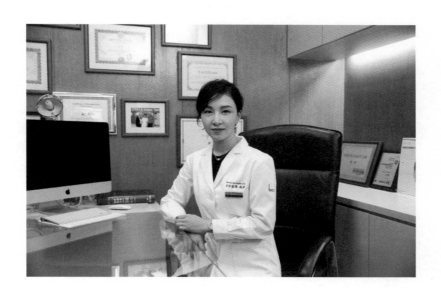

你真的了解医美吗？

武宗杨

朋友圈中的怪人一般有三种：半夜发美食图片的吃货，不顾别人感受秀恩爱的情侣，不打卡运动今天就没法 ending（结束）的运动狂。可是我的朋友圈中还有一种人，就是爱发新潮、有趣的医美直播小视频的极度爱美的人。

从医美小白到医美大仙的四个阶段

一般人的医美之路大概可以总结为四个阶段。

第一阶段，不需要。我们认为自己还年轻，不觉得自己有什么太大的肌肤问题，认为脸上有一点儿晒斑、毛孔粗大、肤色不匀之类的问题，只要简单遮一遮、盖一盖就可以解决，所以医美是一件离自己很遥远的事。

第二阶段，想尝试。同学聚会或者闺密八卦时，我们发现大家此起彼伏地讨论着一些自己听不懂的医美名词，例如水光针、超声刀、埋线、射频……顿时觉得自己可不能这么跟不上变美的形势啊！于是开始找身边相熟的朋友深入探讨，想弄明白这些名词的意思。随着了解的深入，自己原来的美容观开始瓦解，觉得自己哪儿都出了问题。近距离照镜子时，发现自己的皮肤的确不够细腻，斑斑点点也多了起来，有遮不住的趋势；拍照的时候，感觉眼睛没有以前那么有神采了，老是像睡不醒……于是做点什么的念头潜移默化地在脑海里产生。

第三阶段，第一次。医美不像买口红那么容易，女生一般会听从朋友的建议，在别人曾经成功蜕变的美容院或诊所开始第一次医美之旅。可能是一针瘦脸针、一剂玻尿酸，也有勇敢的，一上来就大刀阔斧地"变脸"。

第四阶段，依赖。在局部问题的改善上，医美的确立竿见影。例如让眼尾上挑几毫米，自己也可以在朋友圈晒侧颜照了；瘦脸针让大咬肌在一周之内藏了起来，自己的脸变成了人人夸赞的小 V 脸……因此，有些人变得像依赖某一个在自己彷徨无措时去求助的朋友一样，依赖医美。

我的朋友圈中有 3090 个人，痴迷医美的大约占 20%，定期消费的有 40%，持有不排斥、早晚得试试的心态的人在 90% 以上。

哪些人真正该整却一拖再拖？

我每天都会给朋友圈中的朋友进行美容扫盲并分享"剁手"指南，如果按时下热门的有偿收听来收费，我一天赚个百八十块应该不是问题。在朋友圈中，我发现有以下几类肌肤问题的人确实该求助医美，现在具体说明一下。

第一类是有痘印、痘坑的人。我曾经是个重度痤疮患者，在消灭炎症、不再反复长痘之后，我用了几个医美手段组合治疗的方法抹去了所有痘痘的痕迹，这几个方法是：果酸换肤，家用果酸乳液，飞梭。痘印、痘坑都需要新生肌肤来替换，这三种医美手段可以帮你在大概半年的时间内代谢掉大部分不平滑的肌肤表面。如果再加上水光针，那视觉上肌肤的改善效果将更加明显。

　　第二类是有红血丝的人。没有什么护肤品可以消除红血丝，不管这个产品宣传的功效是去红、抗敏还是镇定，但光子去红血丝却是行之有效的。红血丝就是毛细血管扩张，外界刺激，如气候、温度、风沙、紫外线、强光等，都会使它加重。而光子去红血丝是利用选择性光热反应，被血红蛋白吸收的波会转化为热能给血管加热，使其凝固坏死，最后被人体吸收，从而达到去除红血丝的目的。

　　第三类是皮肤松弛的人。我们是没有办法逃避皮肤松弛的，但是为什么刘嘉玲、赵雅芝的皮肤就能那么紧致呢？她们总不会自带地心引力对抗仪吧？到了一定的年龄，我们需要借助一些外力让松弛的皮肤得到自然修正。不管是定点玻尿酸注射提升、仪器加热刺激真皮层的胶原蛋白再生，还是筋膜层的提拉术、聚左旋乳酸埋线，都是借助外力让我们的脸看起来没有那么松的方法。当然，很多人问我，如果一旦停止外力干预，肌肤一下又松下来，"原形毕露"了怎么办？这里我要告诉你，没有一种治疗方法可以一劳永逸，除非带上一个永久面具。我们每天都要精心观察自己的变化，在疲态没有到来之前做出预判，聪明用心的女人方可做到完美过渡。

目　录
Contents

第二篇

我们的选择——36个医美项目说明书

一、9个明星最爱的医美项目

二、10个朋友圈最受追捧的医美项目

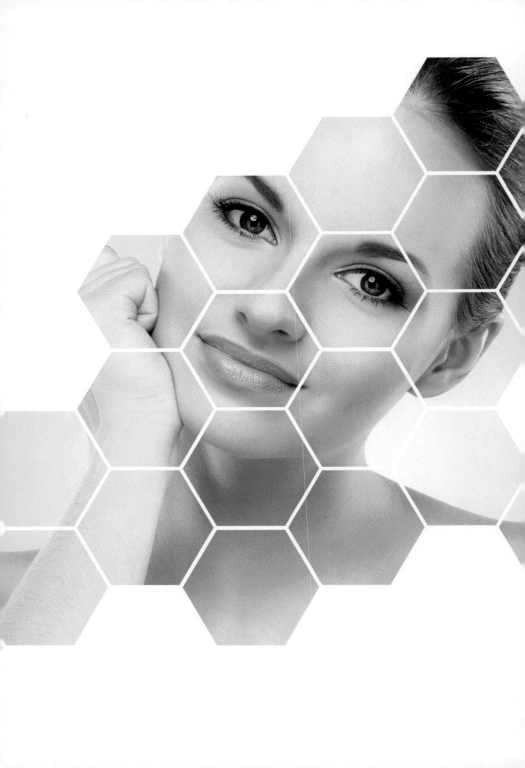

第一篇

我们的朋友圈

——20个真实的医美故事

无论你是从未接触过医美的"小白"，还是只接触过一两个医美项目的"新手"，或是已经接触医美一段时间、对医美有很多了解的"达人"，都可以从这些真实故事里找到自己长久以来想要解决的问题的最好方法。

　　他们都是我们身边的普通人，都通过一个或多个医美项目改变了自己。这种改变不仅是外貌上的，也是心理上的。

武宗杨

1. 酷塑搞定小肚腩

——不愿亲自出镜的作者绝不是真爱

虽然有着规律的运动习惯，迈得开腿也管得住嘴，但是生过宝宝之后，我还是觉得自己的下腹部有一块牛角包大小的顽固脂肪怎么都练不下去。射频、爆脂仪都尝试过多次，也只是形式大于效果。后来，我终于等到了来自美国的酷塑，它带着好莱坞明星大爱的光环正式进入中国，我必须去认真体验一下效果！

——武宗杨

刚开始，医生将冷冻探头放在治疗部位时，要我充分放松，他说松弛的脂肪更容易被"抓取"。

仪器启动后，我感到拔罐一样的吸肉感，大约几分钟后便适应了，全程再无其他不适感或疼痛感。医生嘱咐我，治疗过，被"抓住"脂肪的部位不可以乱动，不然要重新开始哟。

每个点位都需要一个小时的时间，不过无须人工操作，我只是在静静地躺着，喝茶、聊天、追剧⋯⋯

治疗后的1～2个月，我就看到了明显的效果，一次治疗大约减掉了25％的脂肪，相当于治疗区域1/4的脂肪厚度。我最直观的感受就是治疗部位的脂肪摸起来明显变得很软，也比以前薄了很多。

与传统吸脂手术或激光溶脂相比，酷塑最大的特点就是无创、无痛。同时，它对顽固脂肪，比如大腿后侧及内侧脂肪、后背脂肪、后臀线脂肪、腰腹部脂肪等非常有效。目前，针对蝴蝶袖、双下巴的酷塑治疗头还没有被引入中国，但我相信在不久的将来，我们大家都可以享用到它们！（有关酷塑，更详细的介绍见本书p.104）

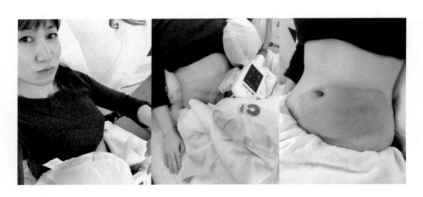

体验机构：北京卓彦丽格医疗美容诊所。
参考价格：约人民币12000元一个点位。
预约电话：4008783200。

番外篇：熟龄肌肤"续命草"

现在很多人都喜欢用微针注射的方式进行注射美容，因为微针功能很多，不仅能补水保湿，还能解决皮肤松弛、毛孔粗大、肤色暗沉等多种熟龄肌肤面临的问题，而且注射完直接就能上班，非常方便。

现在流行的水光针其实也是采用微针注射的方式进行的。其实，这样的注射方式都属于中胚层疗法，已经流行了一段时间了。刚开始流行水光针的时候，我们看着模特、艺人们鸡蛋清一样白皙嫩滑的脸，会羡慕地称之为"水光脸"。那时候，医生一般会将接受治疗者的自体血清和玻尿酸调配成药剂进行注射，每个月1次，3次是一个疗程。但我迟迟没有尝试这种方法，因为注射过的人全都告诉我注射的过程很疼。

我有一个水光针爱好者的同事，当我眼睁睁地看着她的肌肤从产后的暗沉、松弛变得明亮、紧致起来以后，终于忍不住去尝试了一把水光针注射。幸运的是，当我去注射水光针的时候，赵院长（赵琼）告诉我现在的水光针已经升级为营养针了，可以通过一次注射解决熟龄肌肤的多重问题，而且疼痛感也大大降低了。这真的让我很兴奋。

赵院长为我配了动能素、婴儿针两种药剂，有补水、修复和改善松弛这三重功效。其中，动能素可以修复细纹，改善面部松弛、肤色暗沉等问题；婴儿针则可以修复受损细胞，促进皮肤、组织再

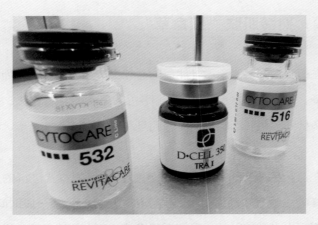

两侧为动能素药剂，中间为婴儿针药剂

生，促进伤口愈合，消除疤痕。

经过清洁、拍照、敷麻等一系列操作后，从额头开始，赵院长为我共注射了100针左右，并分别在松弛严重的嘴角、眼角外侧和法令纹处加大了剂量。另外，因为我的左脸比右脸更松一些，所以注射的量也更多。注射过程中，疼痛感还是有的，与注射肉毒素时的疼痛感差不多，但是可以忍受，额头和颧骨处的感觉更强烈一些，其他部位基本不疼。

刚刚注射完，我的脸上有一些肿起的小鼓包，半个小时后就不明显了。因为赵院长的技术特别好，所以我的脸上基本看不到瘀青和针眼，注射之后也不用敷面膜，直接涂抹医用bb霜就可以出门了。

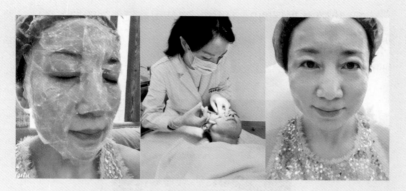

注射前　　　　　注射过程　　　　　注射后

刚注射完的一周内，我每天都会敷面膜，片状膏状的都有，比如雅漾的修复补水面膜、菲洛嘉的十全大补面膜、宠爱之名的生物纤维补水面膜等等。我选用的护肤品是蓓欧菲的生长因子修复精华和雅诗兰黛的小棕瓶，这两个产品虽然平时用的时候没什么感觉，但是在烂脸或做医美之后用效果就会特别好。

因为我的泪沟处凹陷比较明显，所以注射营养针的剂量比较大，注射后的2～3天时有点儿红，其他部位在第二天后就完全看不出注射的痕迹了，摸起来也不疼。每天早上，我都会仔细地观察肤质变化，每天都感觉我的脸更饱满、白皙了，整体肤色也变得均匀了。更令我想不到的是，我的经前一周，本应该是痘痘最多、肤质最差的一周，结果注射过营养针后完全没有这些表现。看，现在的我是不是状态特别好呢？

  我建议在注射后的2~3周内一直使用修复力强的护肤产品，因为这个时期正是细胞"嗷嗷待哺"的新生期。（有关营养针，更详细的介绍见本书p.242）

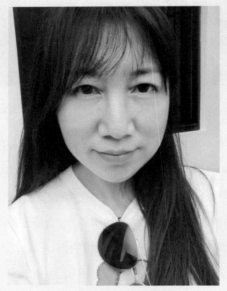

参考价格：人民币 10000 元全脸注射

赵琼的
朋友圈

2.锁骨达人的"美颜相机"

——自带磨皮功能的超皮秒

> **昵称：** 锁骨达人
>
> **职业：** 美妆专栏作家
>
> **治疗项目：** Pico Way 超皮秒

我是微博拥有无数粉丝的护肤达人，也是一位美妆专栏的作家。我喜欢不断尝试各种新鲜的高科技护肤方法，因为这样不仅能充实自己，还可以把最真实的用户体验告诉大家！

——锁骨达人

在面诊时，医生说我的皮肤已经很细腻白嫩了，但我还是被超皮秒的强大功效深深吸引。我想，超皮秒连文身都可以清除，其他肌肤问题自然是不在话下，我一定要试一试。

当然，我也有许多肌肤问题，这次尝试超皮秒，主要目的是消除深层色斑、痘印，改善毛孔粗大、面部细纹问题，毕竟岁月还是会在脸上留下痕迹的。

治疗后我很惊讶，因为这次的治疗没有明显的不适感，舒适度很高，皮肤也只是稍微有些泛红，冰敷后就几乎看不到红肿了。

治疗一周后，医生又询问了我的皮肤状况和感受。这时，我的面部肌肤没有形成任何结痂，也没有出现起初担心的脱皮问题，肉眼看不到的深层色斑有被打散的感觉，皮肤也白皙通透了很多。我对医生说，以后打算坚持每个月都做一次超皮秒！（有关超皮秒，更详细的介绍见本书p.94）

看！这是我治疗前后的素颜照片，治疗后，我的皮肤变得通透了，毛孔也几乎隐形，双眼皮都变宽了呢！

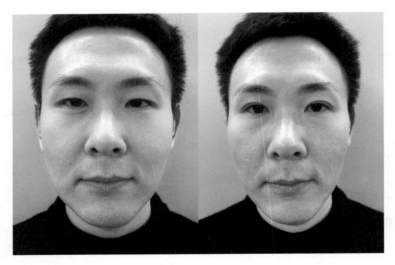

治疗前　　　　　　　治疗后

赵医生敲黑板

最新的Pico Way超皮秒为什么如此强大？

① 医生可以根据治疗者的情况，制定高度个性化的治疗方案。

② 1064nm的主波长是最适合亚洲人肌肤的波长，能够极大程度地避免反黑情况的发生。

③ 区别于同类型皮秒激光设备的1.5m超长激光腔，Pico Way超皮秒的1.5cm超短激光腔能够真正实现稳定耐用。

④ Pico Way超皮秒的完美投射全光斑点阵能量均一、热伤害小，治疗舒适度相比其他皮秒技术也有极大的提高，而恢复所需时间几乎为零。

番外篇：脂肪杀手冰美人

赵琼： "你为什么会选择这个项目（酷塑）呢？"

锁骨达人： "其实我也了解过一些减脂项目，也尝试过其中一些。那些项目做完后，当时是有效果的，但是长期的效果不太理想，并且那些项目都要做好几次。后来我了解到酷塑这个项目，它经过了 FDA（美国食品和药物管理局）和 CFDA（国家食品药品监督管理总局）的双认证，长期效果好，而且做一次就见效，于是果断地尝试了一下。果真，它是真正能够减少脂肪细胞的项目！"

赵琼： "你健身吗？健身的减肥效果如何？酷塑的效果又怎么样呢？"

锁骨达人： "我一直坚持健身，健身对于整体减肥是有效果的，但是针对局部顽固脂肪效果甚微，所以针对局部脂肪还是选择医美项目比较好。酷塑的效果令我惊讶，这里有我治疗前后的对比图，变化真的非常明显。"

赵琼： "治疗后有什么感觉呢？"

锁骨达人： "我做了两个点位的治疗，分别是左侧腰和右侧腰。做完后的第一天，感觉侧腰完全冰凉、有明显的酸胀感，但用手捏是没有知觉的。第二天，冰凉感和酸胀感完全消失，用手捏会有些麻木感，治疗时留下的红印还在。麻木感与红印是差不多一周后消失的。一个月后，治疗部位已经完全恢复，腰间的肥肉明显减少。"

治疗前　　　　　　治疗后

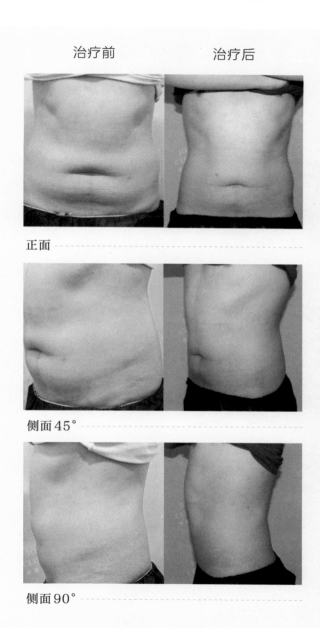

正面

侧面45°

侧面90°

武宗杨的
朋友圈

3. 麦粒儿瘦脸记

——跟宽大咬肌说拜拜

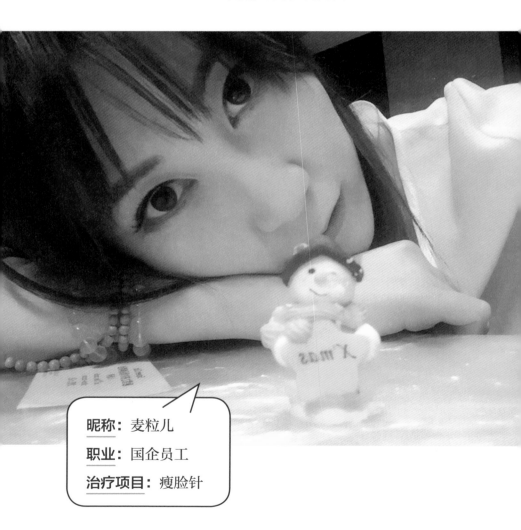

昵称： 麦粒儿

职业： 国企员工

治疗项目： 瘦脸针

我的脸比较瘦长，脸上的脂肪很少，眼睛大大的，朋友都说我有点儿像范玮琪。但我总是为了自己宽大的两腮苦恼，便去咨询了武姐姐（武宗杨），而她却说："你这是最好解决的问题了好不好。"
——麦粒儿

武姐姐推荐我打瘦脸针，但我还是有些担忧：虽说打瘦脸针的效果是立竿见影的，但打多了会产生抗药性，到时候就不管用了。听了这个担忧，她很诚实地告诉我："这种问题的确存在，所以我会建议打瘦脸针的朋友不要每次都选用同一个品牌的药剂。另外，每年打1～2次就可以了，不要打太多哟。"（有关瘦脸针，更详细的介绍见本书p.130）

第一次打瘦脸针时我特别紧张，但也很期待。

那时我还在上研究生，我的表姐先打的，打过之后，她的脸一下子小了好多，于是我也有了试一试的冲动。

在治疗之前，医生给我拍出包含面部各个角度的图片，以便和治疗后的效果进行对比。拍完照后，期待的心情完全压过紧张的心情。

第一次打完瘦脸针的效果真的很棒，原来我的脸也可以变得这么尖！

刚刚打完瘦脸针，我觉得面部酥酥的，之后大约过了一个星期，我的脸就开始变小了，不那么方正了。用手摸一摸，脸上的肉也是软软的。那时我特别兴奋，开始疯狂地自拍。

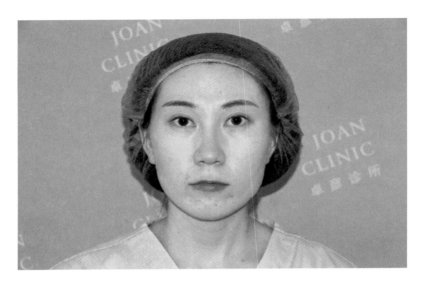

正面

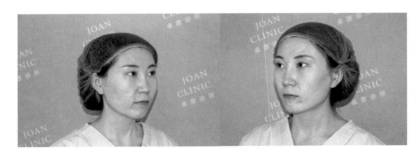

右侧面　　　　　　　　左侧面

后来，我还打过国产的瘦脸针药剂，叫衡力，也打过进口的保妥适。我感觉进口的见效更快一点儿，也更持久一点儿。

武宗杨:"你觉得自己对瘦脸针有依赖吗?"

麦粒儿:"非常依赖,半年不打就觉得自己的脸又变方了,不知道这是心理作用还是真实情况,所以我每隔8~9个月就会打一次瘦脸针。"

武宗杨:"你还会尝试其他医美项目吗? 比如什么呢?"

麦粒儿:"随着年龄的增大,我想要尝试的医美项目是越来越多的,比如面部紧致、提拉以及去皱的项目。"

武宗杨:"你有什么很想做的跟变美有关的,但还没有做的事情吗?"

麦粒儿:"一直以来,我最想做的就是削骨,但又感觉太可怕了,一直在犹豫。另外我还在想,要是有一种可以直接摘除咬肌肌肉的方法就好了,这样我就不用经常去打瘦脸针了。"

4. 不敢自拍的蒙蒙

——大饼脸VS瓜子脸

> **昵称：** 蒙蒙
>
> **职业：** 早教机构工作者
>
> **治疗项目：** 肉毒素注射

每次拍照的时候，朋友都会开玩笑："人群中一眼就能看见你，不是因为你的美，而是因为你脸太大……"

自拍时根本就找不到合适的角度好吗？而且必须用美颜相机！

——蒙蒙

曾经的我真的是拥有一张不折不扣的"大饼脸"，不仅仅是咬肌大，整张脸都胖胖的，像是有减不掉的婴儿肥。每次自拍，我都要躲到最后面，生怕站在前面露出自己的整张脸。可即使是这样，我依然是整个画面中"最显眼"的那一位，这是不是也算是一种"优势"呢？

后来听朋友介绍，可以通过医美手段注射肉毒素瘦脸，我便毫不犹豫地去了。

初次见面，我跟赵医生（赵琼）进行了简单的沟通。她说，看我的外表可以发现，我虽然性格外向，但还是会因为外貌有一些不自信。这真是说出了我的心声！正因如此，我不喜欢自拍，也不喜欢与陌生人交朋友。

然后，赵医生问我为什么会选择肉毒素注射，而不是类似抽脂的项目，我说："安全性是我考虑的首要因素。我查了很多资料，注射肉毒素的创伤比较小，并且几乎没有恢复期，这很符合我的要求。"

我告诉赵医生，我想让自己肉肉的脸看起来紧致一些，让突出的咬肌变小，不再凸出来。她肯定地说："完全没问题！"就是这一句话，坚定了我的信心，也打消了我的疑虑。

接受治疗（肉毒素注射）后，大约 1 个月的时间，我的脸真的变小了好多。和朋友拍照的时候，我再也不需要躲在最后只露出半张脸了，朋友都说我瘦了，以为我减肥成功了呢。真的很感谢赵医生，也感谢现在的医美技术，让我重新找回自信，变得开朗！

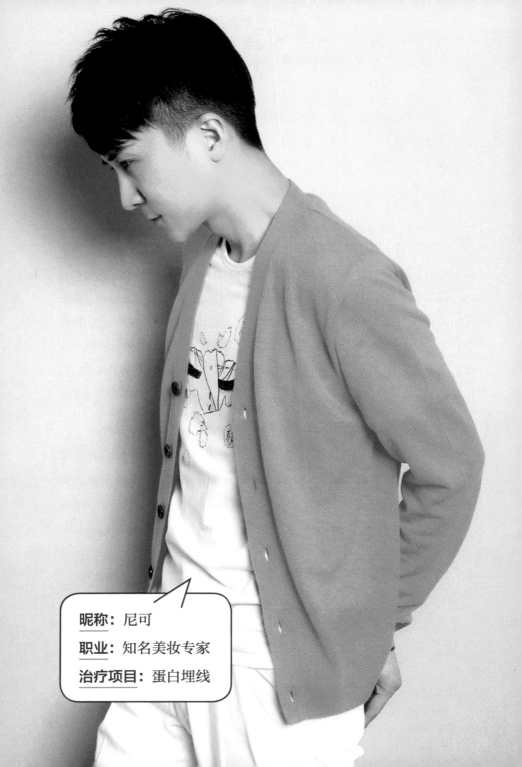

昵称：尼可

职业：知名美妆专家

治疗项目：蛋白埋线

赵琼的
朋友圈

5.尼可哥哥谈埋线

——不开刀做拉皮

不管什么样的埋线，不管它被吹得多牛，其实，埋线主要的作用就是改善皮肤松弛。现在主流的埋线有两种，一种是用相对较长较粗的、用来悬垂固定的线，一种是今天我想分享的PPDO埋线。PPDO是一种聚合材质的线体，它不仅拉力大，还会在人体内完全代谢成二氧化碳和水，直到被人体完全吸收。总体而言，PPDO埋线的治疗效果更理想、操作更安全。另外，这种线有长有短、有粗有细，医生可以根据不同的部位或不同的期待效果，选择不同的线体。

——尼可

下面，我主要从个人体验的角度与大家分享一下PPDO埋线。

我的全脸埋了80多根线，但这个数字不是固定的，医生会根据每个人的肌肤状况、皮肤的松弛程度、脸的大小来决定每个人需要的根数和用线规格。

很多人问我埋线疼不疼。我觉得，每个人对疼痛的敏感程度不一样，而我是一个比较怕疼的人。我做这个项目的过程中经过了两次麻醉，首先用涂抹式麻药，然后进行全脸注射麻醉。两次麻醉后，我的感觉是中等疼痛，用针带线扎进皮肤时，还是会感受到的。

其实，我觉得埋线时心理上的疼痛大过肉体上的疼痛，所以埋线之前还是要做一些心理准备的。

在做完埋线后的7～10天里，我感到脸的内部有拉扯感，特别是在说话和吃东西的时候。之后感觉越来越淡，直到消失。我在网上看到有人说埋线后线头从皮肤里冒了出来，我没有遇到过这种情况，这应该和医生的技术有关，所以请大家一定要选择专业的机构进行埋线。我是请我的好友，也是这本书的作者——赵琼女士做的埋线。有关选择治疗机构与医生的问题，我的建议是，一定要检查机构和医生的资质，在正规的机构先进行面诊，了解好后再行动。至于其他的副作用我是没有的。

埋线大约3个月后，我的脸从视觉上就有了明显的提升感。医生说，线体材料大约在6个月时开始降解。理论上，一次埋线可以维持18～24个月的时间，具体时间因人而异。埋线会在两年内全部代谢掉。

现在，我感觉脸部松弛情况有了明显改善，但我也明白，这是医术，不是仙术！很多人感觉这样的改变不够大，每次听到有人这样说，我都会反驳："指望通过埋线一下从38岁变回18岁是不可

能的。我们应该对治疗效果有一个理性的预期。"（有关胶原蛋白埋线，更详细的介绍见本书p.99）

　　关于埋线，我能想到的都写完了。再次强调，医美不是万能的，治疗后的保养也很重要，任何治疗方式都不可能一次治疗就让人美上一辈子，所以还是要好好护肤，特别要注意治疗后的护理。

　　最后，顺便推荐几个治疗后可以使用的护肤产品吧。

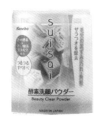　　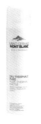　　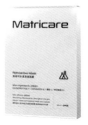

suisai水之璨酵素洗颜粉　　勃朗圣泉水愈活泉水喷雾　　美瑞可水漾清透面膜

番外篇：尼可与肉毒素的12年

前两天，我去注射肉毒素的时候，与赵医生聊起想做一个"肉毒跟踪十年"的计划，才发现我从第一次接触肉毒素到现在已经有12年了！仔细想来，做过那么多医美项目，我最喜爱的还是肉毒素注射。这是因为注射肉毒素见效快、效果明显、副作用少、基本不需要恢复时间，最重要的是这个项目成熟、安全性高。还有一点，也是很多人关心的，就是相比其他医美项目，它很便宜。我基本每隔半年就去注射一次肉毒素，下面，我就分享几点关于注射肉毒素的小心得吧。

①**要坚持在同一个机构找同一位医生注射**。

这12年里，我只请过4位医生给我注射肉毒素，时间最久的就是赵医生。注射肉毒素就像做菜一样，用同样的原料去做同一道菜，不同的厨师做出来的味道是不同的。同样，因为医生的理念和审美不同，所以注射达到的效果也会不同。因此，选择一位适合自己的医生是非常重要的。

②**要坚持注射**。

我最早接触肉毒素是为了瘦脸，但近几年开始了全脸注射。这是因为随着年龄的增长，我还需要靠注射肉毒素来改善动态表情纹、提升脸部线条等等。而且，肉毒素注射是没有后遗症和副作用的，坚持注射，可以稳固效果，延长注射的间隔时间，让我们一直保持在一个很好的状态。

③注射后对表情有一定的影响。

注射肉毒素多多少少会让面部损失一部分表情，但这个"多少"很重要，好的注射技术能使你最低程度地损失表情。当然，如果你执迷于生动得一定要看到表情纹的自然表情，那就不要接触这个项目了。另外，对于控制表情纹，我们应该在表情纹固定之前就开始注射肉毒素，如果在不做表情时都看得出纹路，那么用肉毒素就很难改善了。

④国产肉毒素和进口肉毒素是有区别的。

我国有批文的肉毒素品牌有两个，一个是兰州产的"衡力"，一个是美国进口的"保妥适"。这两种产品我都试过，个人感觉同等的用量，衡力的效果会强烈一点儿，但保妥适更持久。

⑤医学美容和基础护肤同样重要。

如果说即时效果，护肤品肯定没有医学美容的效果明显，医学美容也肯定会成为人们定期护理的趋势。但日常的皮肤维护还是得靠护肤品的。基础护肤就像家常饭菜，医学美容就像出去吃大餐，两者是相辅相成的。

赵琼的
朋友圈

6.执着追求小V脸

——蛋白埋线抗衰老

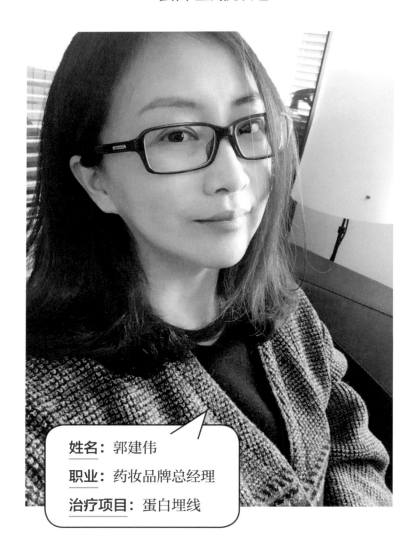

姓名：郭建伟

职业：药妆品牌总经理

治疗项目：蛋白埋线

随着年龄的增长以及熬夜、紫外线、地心引力的影响，我的皮肤变得松弛、没有弹性，使我看起来比实际年龄大很多。我尝试过各种功能的护肤品、化妆品，效果都微乎其微。我极力想改变目前的皮肤状态，又害怕手术带来的创伤，于是便了解到蛋白埋线这个微整项目。

——郭建伟

我很早就听说蛋白埋线是抗衰的一大方法，不过担心会疼，总没有勇气去尝试。直到身边的同事赤裸裸地把效果摆在我的眼前，我才放下手边所有的事，大胆地尝试了一下。我先去咨询了医生，了解到蛋白埋线具有无痛、无创、无恢复期的优势，便下定了决心，也对效果充满了期待。

平日，我是特别注重面部管理、对自己要求也特别严格的人。因为我从事与护肤行业相关的工作，很早就接触了医美，所以自己也进行过热玛吉、玻尿酸注射、肉毒素注射等项目。但是我的肌肤非常敏感，平日几乎不用美白产品，只简单做肌肤的保湿工作，保证自己的肌肤在季节转换时不会过敏。

埋线做完一半脸时，医生告诉我可以坐起来看一下面部两侧的不同效果。我看到，做过的一侧脸的线条向上，以前最明显的法令纹不见了，平平的有点儿紧绷感。脸上的皱纹不是被强烈地拽上去的，也没有假假的被吊起来的感觉，很自然，看起来很舒服。

刚做完时，我的脸有一点儿肿胀，毕竟有异物进入，还是和平时有一点儿不同，但是没有瘀青，这可能是因为个人体质的不同吧。第二天洗脸时，我偶尔会觉得局部的皮下有一点儿刺痛感，就像皮肤被一根小刺扎了一下。但到了第三天，皮肤的不适感就渐渐地消失了。做完后有两三天的时间，我不敢像平时一样使劲儿地清洁面部。但在不到一周的时间里，我就恢复了正常的清洁和护肤方式。如果不是一照镜子就看见一张平整、紧致、光滑的脸，我甚至不会记得一周前做过埋线。

我要告诉大家，对我来说，蛋白埋线的效果非常明显！这里有我治疗前后的对比图，变化真的很大。平时我最关注的就是"三八线"（泪沟纹、法令纹、木偶纹），埋线之后它们都消失了。埋线不仅解决了我的肌肤问题，也打开了我最大的心结——怕衰老，最终的效果正是我所期待的。现在，一有机会我就会照镜子呢！

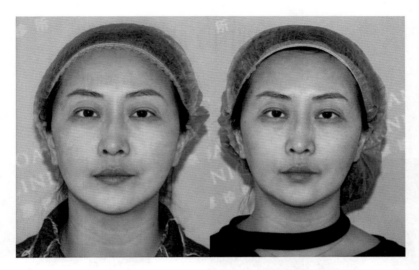

治疗前　　　　　　　　治疗后

● 赵医生敲黑板 ○

蛋白埋线是什么？可以维持多久？

　　蛋白埋线又称胶原蛋白埋线，其特殊的材料可以刺激自体胶原蛋白增生、改善肤质、缩小毛孔，在提拉的同时还可以使肌肤状态得到真正的改善。另外，它还可以取代定期注射肉毒素，因为蛋白埋线是将浅层纹路消除，所以不会使面部肌肉僵硬。

　　一般情况下，蛋白线被完全吸收需要12～18个月的时间。新陈代谢比较快的人，吸收蛋白线的时间会相对缩短。

赵琼的
朋友圈

7.告别国字脸

——赛车手，有速度更要有颜值

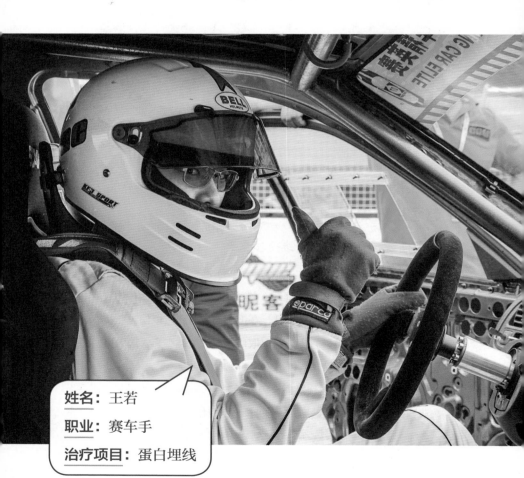

姓名：王若

职业：赛车手

治疗项目：蛋白埋线

从小到大，我一直是大家眼里的帅小伙，同时，我也是个追求完美的人。

——王若

随着年龄的增长，加上长时间熬夜，我明显感觉自己的法令纹在加深，皮肤变得松弛、没有弹性，整个人变得有点儿没自信，对自己越来越不满意。这种心情也影响了我的生活和工作。于是我想求助医美，运用现代的高科技手段让皮肤变得紧致、有弹性，找回年轻时的风采。

经过医生的诊断和建议，我选择了用蛋白埋线来提拉脸部肌肤，减轻法令纹。我在两边脸颊各埋了5根蛋白线，又在两边嘴角处各埋了1根。

赵琼："在治疗过程中，你有什么感觉呢？"

王若："因为埋线之前注射了麻药，所以我没有非常疼痛的感觉，只是轻微疼痛，完全可以忍受。治疗过程中能感到有人在提拉我的皮肤，进行缝针，就像在缝衣服一样。"

赵琼："治疗后面部有不适感吗？"

王若："没有特殊的感觉，只是第二天有一点儿像拔牙后一样的肿胀感，但是没有瘀青。"

赵琼："现在，你对自己面部状态是否满意呢？"

王若："非常满意，同学都说我又变回年轻的帅小伙了，哈哈！刚刚做完蛋白埋线时，我就感觉自己的面部皮肤变得紧致了，脸颊格外明显，法令纹也变浅了。现在（治疗后一个月）的效果比刚做完时还要好，我真的特别开心。"

赵琼："你会将这个项目推荐给朋友吗？"

王若："当然要推荐。对于面部胶原蛋白流失严重以及皮肤松弛的人来说，这个项目是非常合适的。这里有我进行蛋白埋线前后的照片，我想将它们分享出来，因为效果真的很明显，我终于告别了国字脸。"

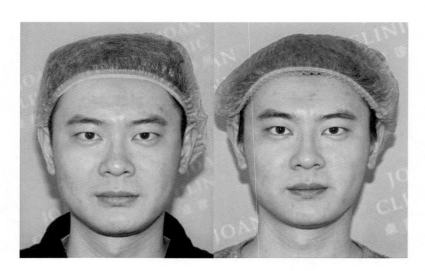

治疗前　　　　　　　　治疗后

武宗杨的
朋友圈

番外篇：他们也做了蛋白埋线，听听他们怎样说

8.小安的 V 脸诞生记

——完美无止境

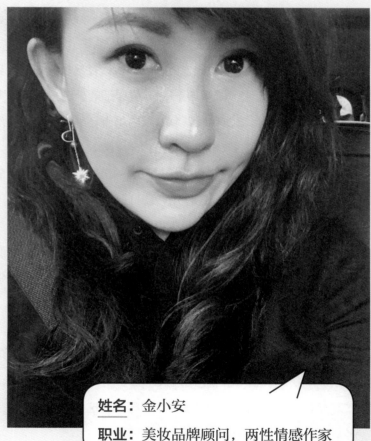

姓名：金小安

职业：美妆品牌顾问，两性情感作家

其实，朋友都说我看起来特别年轻，皮肤状态也很好，但我总觉得自己的嘴角有些下垂，毕竟我已经是三个宝宝的妈妈了。我是个追求完美的人，即使是如此微小的皮肤松弛问题也没办法忍受。后来，武宗杨告诉我，蛋白埋线会非常明显地改善我的问题。

——金小安

除了常年抗敏，因为年龄的增长和三次怀孕生娃，我比较在意胶原蛋白流失和皮肤松弛等问题。

对于医美，我没有定期做固定的项目，只做过飞梭、热玛吉和第三代超声刀。（关于热玛吉和超声刀，更详细的介绍分别见本书p.91，p.86）这些项目里，我最满意的是热玛吉，虽然治疗过程疼痛难忍，但是紧致提升的效果非常明显。

后来，我听说蛋白埋线这个项目对肌肤的伤害很小，而且疼痛感不强，同样能起到提升紧致的作用，便打算体验一下。

果真，比起其他医美项目，我觉得这个算是疼痛感非常低的项目了。因为医生给我提前敷了麻药，所以全程我只感觉有像缝衣服一样的用线贯穿着拉扯皮肤的感觉。做完后也没有瘀青及可见的针孔，无须化妆遮挡。

治疗结束当天，我已经看到紧实的效果了，但效果最佳的时间是在做完后的2～6周。做完蛋白埋线，很多朋友都说我瘦了，但我知道，这其实只是因为我的脸变紧实了而已。这里有我治疗前后的照片，变化真的很大。

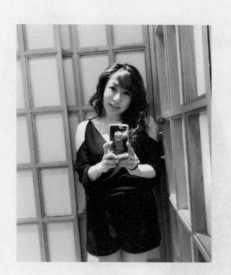

治疗前

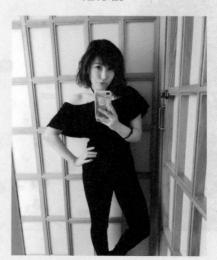

治疗后

9.告别双下巴

——那些护肤品达不到的效果

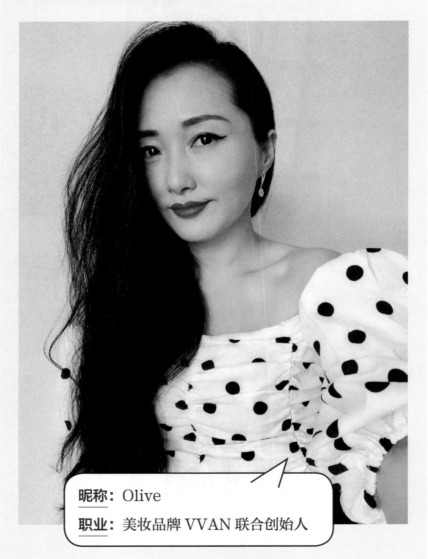

昵称：Olive

职业：美妆品牌 VVAN 联合创始人

我是一位面部保养的"保守派"，可以用护肤产品解决的问题就不会靠仪器。

——Olive

近两年，随着年龄的增长，我明显感觉自己的皮肤变得松弛，护肤品已经解决不了我的问题了。于是我开始多方面地了解医美项目，想选择一种自己认同的方式来抗衰老。我没有选择注射玻尿酸、肉毒素等方式，因为这种短效的治疗方式不太符合我的想法与诉求。另外，我也了解过热玛吉，它是用了类似重度烧伤后皮肤自身胶原蛋白重生的原理来促进胶原蛋白的增加。不过我还能靠自身分泌多少胶原蛋白呢？这是个未知数。而且热玛吉的治疗过程太痛苦了，所以我没有选择它。

最终，我选择了蛋白埋线，想要通过这个项目使皮肤变得更紧致，使下垂的嘴角上扬，让自己看起来更年轻。

我对治疗效果特别满意！困扰自己很多年的问题真的一下子就被解决了，感觉特别好！原本我想，如果没有很好的解决皮肤松弛的办法，就只能去拉皮了，但是现在完全不需要了。

现在，治疗后已经一个月了，我的双下巴完全不见了，整个人都变得更自信了，还特别上镜。现在的我，每天都会自拍很多照片。

10.我的完美主义上镜脸

——万能的蛋白埋线

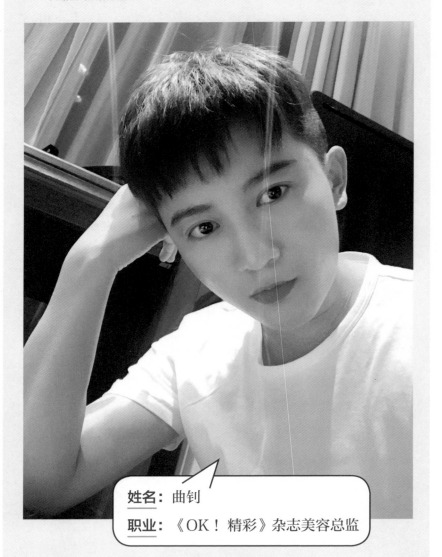

姓名： 曲钊

职业： 《OK！精彩》杂志美容总监

作为一名杂志的美容总监，我在工作中会接触很多医美专家，对市面上大部分的医美项目也比较了解，所以我只会选择最适合自己的项目，而且要风险小、效果立竿见影的项目。

——曲钏

最近，蛋白埋线非常流行，不过对于有没有必要做，我的心里还是没底，毕竟是要"穿针引线"的。另外，我的作息时间比较不规律，生活"恶习"也很多，皮肤还属于敏感肌，这些都是在做蛋白埋线前我需要考虑的问题。

后来，我询问了武宗杨老师和赵琼医生，是她们完全打消了我的顾虑，让我充满信心地接受了蛋白埋线这个项目。当然，效果也令我很满意。

武宗杨："治疗后，你的面部有不适感吗？"

曲钏："治疗当天几个小时后就没有任何不适感了，面部的肿胀也在第二天几乎全消失了。"

武宗杨："对于现在的面部状态，你是否满意呢？"

曲钏："很满意。其实埋线一周后就已经有很好的效果了，朋友见到我都会问我最近是不是休息得很好，皮肤看起来又紧致又饱满。当然，治疗后的保养也很重要，我还是会按照医生给我的建议，有规律地作息、护理的。"

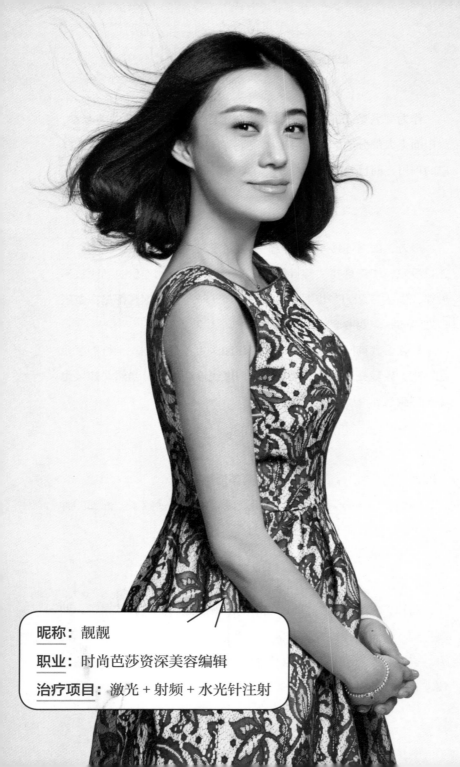

昵称： 靓靓

职业： 时尚芭莎资深美容编辑

治疗项目： 激光＋射频＋水光针注射

武宗杨的
朋友圈

11.三周定制珍珠肌

——靓靓拒绝"被黑"

当我在办公室里嚷嚷"我要祛斑！我要美白！"时，同事们一致的反应是：你的斑大概只有医美能救了！

——靓靓

我去希腊度蜜月时，自认为防晒已经做得很到位了，帽子、墨镜和每隔三小时的防晒霜补涂，甚至让我觉得旅途中的自己有些过于矫情了。可即使这样，我仍然顶着满脸的斑回来了，颧骨、鼻梁处尤甚，跟舒淇的自晒斑点照的状况一样。

回来后，我尝试了很多祛斑、美白的护肤品，效果甚微，我甚至一度产生了自卑感，想：算了吧，这可能去不掉了。于是，我每天都用很多粉底、遮瑕来遮盖这些斑点。正当我为斑点苦恼的时候，武姐姐告诉我，医美手段可以解决我的烦恼。

后来，我真的去做了医美项目，没想到效果好得让我惊讶。医美项目不仅去掉了我在旅途中产生的晒斑，还让我的皮肤更加白皙了。下面就是我打造珍珠肌的全过程，分享给所有读这本书的朋友。

5D珍珠肌项目体验：激光+射频+水光针，1+1+1>3。

第一次去治疗时，我问医生："这是光还是电？我只是想祛斑，怎么个5D法呢？"

医生问："你只想祛斑吗？没别的诉求吗？"

"当然有，比如细致毛孔、提拉紧致、去法令纹……"我说。

医生笑了："这个项目就是根据每个人的皮肤状况定制的改善方案，是通过多种光电仪器的配合以及注射等手段，让肌肤整体状态变得白皙饱满。"

医生仔细诊断了我的皮肤状况后，说我不仅需要祛雀斑，因为皮肤缺水，我的肌肤看起来有些暗沉，嘴边的肉也不够紧致，所以为我选择了三个项目的联合治疗方案：M22激光祛斑、3Deep射频提升、水光针注射。

整个疗程至少需要三次治疗，每三个星期为一个周期。

第一周，我先做了前两个光电类项目（M22激光祛斑与3Deep射频提升）。

M22这台激光祛斑仪器的使用感受和以往做光子嫩肤的感受差不多，做完后皮肤既不疼也不红。但以往做完光子嫩肤后，雀斑位置会出现结痂，而做完M22激光祛斑后结痂都很轻甚至没有，并且3天后会明显感觉到斑点变浅。

　　3Deep射频提升通过对肌肤深层加热达到收紧作用，我明显感觉到，先做完的一边脸比另一边脸收紧很多。因为做完射频的皮肤底层是受热状态，所以医生嘱咐我3天内不能敷面膜，近期也不能用美白产品，于是我搬出家里所有的保湿修复类产品，进行了一次集中补水修复"大作战"。（关于射频，更详细的介绍见本书p.151）

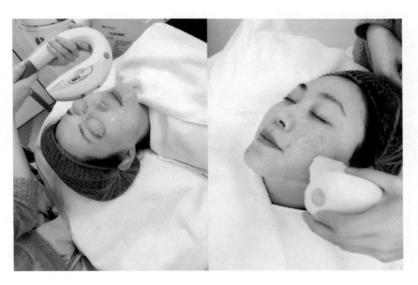

M22激光祛斑　　　　　　　3Deep射频提升

第二周，我激动地来做传说中一次补水效果胜过敷100片面膜的水光针，但这个可比激光疼很多，注射之前要先敷麻药。

水光针的注射器比较特殊，一个注射器上有多个极细的针孔，每注射一下都会产生负压，把皮肤吸住，然后我感觉到"噗"的一下，液体被注射进皮肤，也就是直接将透明质酸注射进真皮层。透明质酸对皮肤保湿具有重要意义。

注射完，我的脸上有数不清的针眼，有的针眼微微有点儿渗血，但医生说这是正常现象，不必太担心。（有关水光针，更详细的介绍见本书p.135）

第三周，水光针注射留下的针眼早就不见了，我明显感觉皮肤变得很亮，就像韩剧中女主角的那种肌肤。因为皮肤变得水润，所以看起来透明度也很高。加上另外两个项目的效果，虽然雀斑淡化的状况肉眼看还不是太明显，但是有两处顽固的痘印确实淡了很多。

至此，一个周期的5D珍珠肌治疗就结束了，医生说，如果我还想继续淡化雀斑，可以再来咨询，进行下一周期的治疗。

番外篇：超快速皮秒激光初体验

我从做医美的朋友那了解到，超快速皮秒激光（超皮秒）仪是新进入我国大陆市场的激光仪器，但它在欧美、韩国以及我国台湾地区都已经应用很久了，在黄种人的皮肤上使用的案例也很多。根据临床经验，这台仪器做完后不太容易出现反黑等副作用，是非常安全的。

同时，我还知道这台仪器可以大大减少治疗次数。比如针对黄褐斑这种比较难以祛除的斑点，用普通激光可能要做很多次都不见得能达到效果，但使用这台激光仪却可以在短期内见效。所以，除去价格因素，任何斑点、毛孔、美白、嫩肤问题都适合用超快速皮秒激光解决。另外，它去除文身的效果也非常显著，能立即带来肉眼可见的淡化效果。

忍不住好奇与爱美之心，我也尝试了一下超皮秒，效果真的令我惊喜。因为色素代谢是有周期的，所以医生建议我每个月做1次，3次为一个疗程。治疗后尤其要注意保湿与防晒，不要出去暴晒或食用辛辣等刺激食物。

医生给我选择的是Pico Sure的蜂巢透镜治疗头，据说它非常强效，还能刺激胶原蛋白的合成。不过，使用这个治疗头会比用普通的稍疼一些，治疗后可能出现暂时红肿的状况。另外，医生还要根据第一步检查后打印出来的色斑分析图，决定哪些部位需要加强。

治疗过程中不用涂凝胶，只需要戴上眼罩。激光一打下去，就袭来一股烧焦的气味。治疗过程中的激光是持续发射的，打得超级快，打过的地方有火辣辣的发热感。整个过程中，我都屏住了呼吸，一口气的工夫，半张脸就完成了，整张脸做完也不足1分钟。

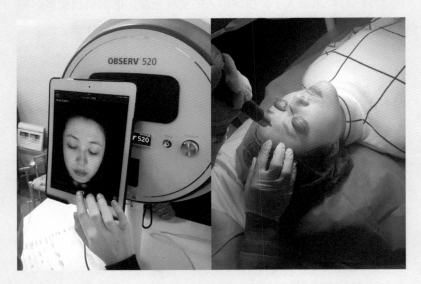

检测　　　　　　　　　　　治疗

刚完成时，我的整张脸又红又热，还略微有点儿肿，医生立即给我敷了一种从韩国进口的修复凝胶，做全脸的镇定。大概20分钟以后，火辣辣的感觉便缓解了一些。

洗掉凝胶后，我的脸还是挺红的，医生又给我涂上了保湿霜。大概又过了4个小时，我脸上的红肿才基本褪去。

刚做完超皮秒的那两天，我觉得皮肤比较干，但是摸起来非常细腻、光滑，而且能明显感觉到肤色被提亮了，比以前打激光的效果要明显很多。色斑代谢需要时间，慢慢地，我也感觉到色斑在变淡。

一个月以后，效果已经非常明显了，这其间也没有再出现任何不良反应，甚至没有反黑、结痂等现象。

现在，我的皮肤特别细腻、光滑，原来的斑点也淡了很多，一些不顽固的斑点都已经消失了。超皮秒的效果真的太棒了，我一定会将它推荐给身边需要祛斑的朋友！

12.激光点阵挽留青春

——医美要趁早

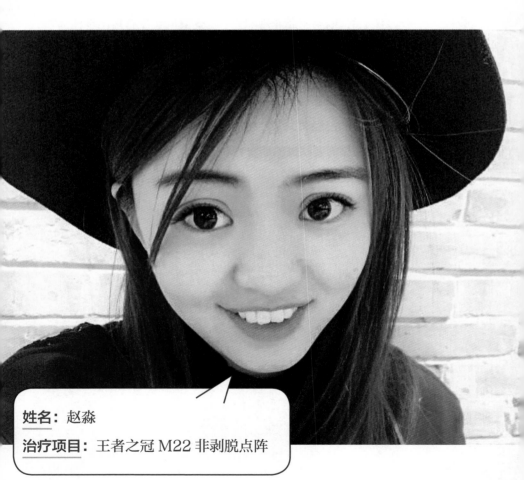

姓名： 赵淼

治疗项目： 王者之冠 M22 非剥脱点阵

去做微整，是因为我的鼻翼两侧的毛孔粗大，而且随着年龄的增长，皮肤也变得松弛，所以想在真正衰老之前再挽留一下青春。

——赵淼

经过与医生的交谈与评估，我选择了王者之冠 M22 非剥脱点阵这个项目。王者之冠 M22 是全球第一个非剥脱光纤点阵激光工具。

医生说，以前的二氧化碳剥脱点阵是有创伤的，恢复时间也比较长。而非剥脱点阵激光是无创伤的，做完后只会有一些红肿、发热的情况，第二天就会消退，比较适合要求恢复期短的人尝试。并且，这个项目对毛孔粗大、皮肤松弛、痘印等肌肤问题的治疗效果也很好。

治疗结束后，我的皮肤确实有火辣辣的感觉，但这是因为点阵激光启动了皮肤自身的损伤修复能力，促进了真皮层胶原蛋白的合成，不必担心。医生给我用冰敷和吹冷风的方式让皮肤表面镇定下来，大约用了30分钟。

做完这个项目，我觉得整个面部皮肤的细腻程度都有了一个明显的提升，特别是法令纹浅了很多，我真的很开心。（关于王者之冠，更详细的介绍见本书 p.240）

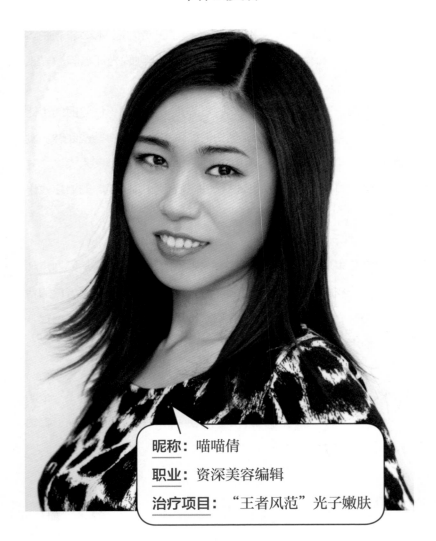

武宗杨的
朋友圈

13. "身经百战" 爱光疗

——午休式美容

昵称：喵喵倩

职业：资深美容编辑

治疗项目："王者风范"光子嫩肤

对于一位"身经百战"的美容编辑来说，光子嫩肤早已被我视为午休式美容的最佳选择。一旦觉得皮肤状态不佳，我就止不住地想念"光子"，并且期待变美的速度越快越好。

——喵喵倩

因为工作关系，我了解了"王者风范"光子嫩肤，知道了相比于传统的彩光嫩肤，"王者风范"能更广泛地治疗肌肤问题，包括色斑、皱纹、皮肤粗糙、毛孔粗大、痘印、红血丝等；见效速度也更快，可由传统的彩光嫩肤的 5 次见效缩短至两次；同时，治疗时间只需 5 分钟；最后一点，其特有的持续接触式冷却功能也使治疗时的疼痛感大大降低。

治疗过程中，我感到皮肤有被灼伤的疼痛感，两颊的疼痛感最明显，还能隐隐地闻到一股烧焦的味道，但是是可以忍受的。治疗后，我的皮肤有一些不规则的红肿，有的地方出现了小水泡。不过在敷过保湿面膜后，红肿稍稍减退了。在随后的几天里，我脸部黑色素堆积的部位开始浮起一些黑点，类似结痂，然后随着皮肤的正常代谢而消退。

治疗后，我最明显的感受是肤色亮了。痘印虽然没有完全消失，但也减轻不少，一些深层色斑也开始慢慢变淡。第三天，同事说我的气色特别好，看起来透亮又有光泽。其实，前一天我熬夜赶稿，才睡了不到 6 个小时呢！（有关光子嫩肤，更详细的介绍见本书 p.154）

番外篇：Fraxel Dual 激光体验

除了"王者风范"光子嫩肤，我还比较喜欢 Fraxel Dual 激光治疗，下面就分享一下我的经历和对这个项目的感受。

做激光治疗前，医生先给我敷了 40 分钟麻膏。之后，我的全脸皮肤已经变得麻木。

治疗仪器上有两个治疗头，医生先使用的是针对凹陷痘疤的治疗头。它和普通激光不同，会用冷喷的方式给肌肤迅速降温，同时降低疼痛感。每打一下，我先感觉非常冰，就像滚轮在脸上滑过，频率非常快。第一遍还感觉不到疼痛，但做到第二遍时，皮肤开始发烫，疼痛感一阵阵袭来，并从轻微疼痛渐渐升级，但还在我的忍受范围之内。打了四遍后，医生换了另一个针对色素、斑点的治疗头。我是疼痛感比较低的人，但全程也一直紧紧握着双手忍着疼痛，实在忍不了时就叫出声来。

治疗结束后，我感觉全脸火辣辣的，医生说一共打了 60 万个点。她给我敷了一张从冰箱里拿出来的面膜，并用冷风机给我降温。这样，整个治疗过程就完成了。

之后，医生吩咐我要注意防晒和补水，脸上结痂后不要用手抠，需要等结痂自然脱落。起身照镜子，我发现自己的整个脸红红的，比平时干很多。一碰脸颊，感觉脸上有一个"壳"，但是用肉眼看不出来。直到第二天这些症状才渐渐消退。治疗后的 2～5 天，听从医生的建议，我每天早晚用温泉水喷雾做纸膜敷脸，这样既能镇定皮肤又能补水。结痂会让皮肤感觉很干，这时使用针对医美术后的精华和面霜再合适不过了，还要记得涂抹足量的防晒霜哟。千万不要忽视防晒，治疗后半年内一定要做好防晒，防止色斑反黑。大概第四天的时候，我脸上的结痂开始脱落。

大约一周后，我的"新脸蛋"已经"破壳而出"。整张脸最明显的改善就是痘疤不可思议地变浅了，凹陷被填平了一些。脸上的痘印虽然没有全部消失，但颜色也淡了不少。另外，不只毛孔收紧了，我的整个面部线条也有了明显的提升。同事见到我都说我的肤色变得均匀白皙了。

现在，每天出门前，我只要涂一层防晒霜加一层蜜粉就可以了，再也不用厚重的底妆来帮我遮盖瑕疵了。

14. 新手妈妈的胖胖脸

——哺乳期也可以做的微波拉皮

名字： 晓坤

职业： 全职妈妈

治疗项目： 3D 微波拉皮

以前，我只体验过玻尿酸注射，至于我的具体的需求，应该是想要脸部更立体一点儿，通过瘦脸让五官的轮廓更鲜明吧。由于刚生完宝宝，我的法令纹比较严重、皮肤较松，我也想通过医美使自己看起来更年轻。

——晓坤

生完宝宝后，我脸部肌肤的松弛状况加重了，还出现了比较严重的法令纹。听朋友介绍，我对医美产生了比较浓厚的兴趣，非常想通过医美手段解决自己的肌肤问题，想立马恢复年轻时、生孩子之前的样子。考虑到治疗时我还在哺乳期，赵医生为我选择了3D微波拉皮这个项目，因为它不需要药物侵入，也不会对身体有任何影响。另外，这个项目的治疗过程简单、舒适，效果明显，通常可以保持两周到一个月的时间。做完后，尤其是做完后一周内的效果是相当明显的，我能明显地看到法令纹变浅，面部轮廓收紧。

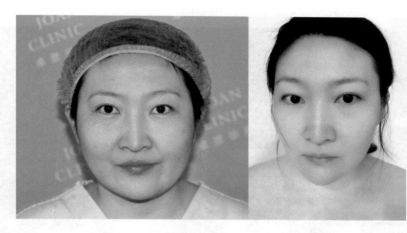

治疗前　　　　　　　　　治疗后

赵医生敲黑板

哺乳期的美肌方案

有些项目使用的药物，比如肉毒素、玻尿酸等，是不能为处在哺乳期的女士注射的。但胶原蛋白、水分的流失可以通过3D微波拉皮来治疗，能即时见效。

另外，对于处在哺乳期的女士，我不推荐长效项目，因为新妈妈的体形和皮肤状态会随着哺乳期的结束发生变化，中短期的项目更适合她们。

武宗杨的
朋友圈

15."月球表面"变"水煮蛋"

——传说中的"油皮亲妈"

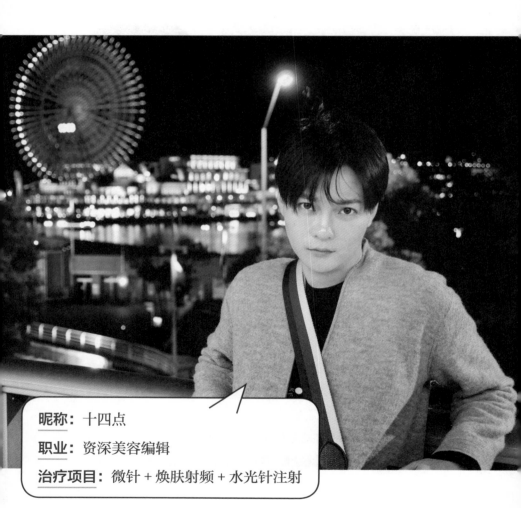

昵称： 十四点

职业： 资深美容编辑

治疗项目： 微针＋焕肤射频＋水光针注射

我的皮肤类型是混油皮、痘痘肌，日常护理找不到法门，不是肌肤干燥就是营养过剩。因为职业的缘故，我总要接手一些在镜头前的工作，这样的"月球表面"实在是拿不出手。通过医美，我希望自己的皮肤能够更加光滑、紧致，拥有完美上镜肌。

——十四点

第一周，我做了微针这个项目，目的是给皮肤补充水分，让皮肤喝饱水，这样看起来才会光亮。另外，微针可以刺激表皮胶原蛋白增生，让皮肤屏障功能恢复到最佳状态。同时，做这个项目也是为下周的点阵射频项目做准备、打基础。

这次，我做的微针跟传统的微针有些不一样，不是在脸上涂抹产品后再用微针在皮肤上滚动，而是通过仪器治疗。医生先在植物精华里加入透明质酸，再和能提亮肤色的曲酸进行一定量的配比，之后注入针筒中，开始用仪器头在我的脸上滚动。

虽然这个项目叫"微针"，但治疗过程完全不疼。仪器头有负压，会将皮肤吸起，同时感觉有小针滚过，皮肤会有一种在"喝水"的感觉。可能是因为微针并没有刺破肌肤，所以做完后我的皮肤只是有些泛红，没有任何损伤，半小时后泛红也褪了。

微针能够打开表皮通道，为皮肤深层补充水分，但表皮反而更容易干燥。因此，医生嘱咐我在接下来的一周里，要特别注意皮肤表层的补水和锁水。于是，我在日常保养的基础上，增加了医生给的药妆玻尿酸次抛原液和修复面膜，每天先涂上玻尿酸原液，再敷面膜，这样，皮肤的吸收力就会变得特别好，非常水润，亮度和弹性均有提升。

第二周，我做了焕肤射频。焕肤射频设备的治疗头上有小针，能够轻微刺破皮肤，会有一点儿疼痛感，所以做之前需要做表皮麻醉，我大约用了30分钟。

第一针下去时没有疼痛感，后来医生在我的眼皮上方也做了两下，这样可以提升眼周肌肤，之后又做了整个额头，感觉依然良好。但开始做脸颊时，刚刚做过的位置（额头、眼周）开始发热，有涂了辣椒水似的火辣辣的感觉，还能闻到烧焦的气味。做完后，我的全脸和下颌缘共打了约600针。医生说，我的耐受力还算强。

接下来，医生为我敷上了镇定面膜，又用了冰袋降温，可就算这样，灼热感还是很明显的，大概过了半小时才有所缓解。照镜子时，我看到自己的脸红得像关公，伴有轻微肿胀，全脸遍布小针刺过的痕迹。

第二天，我的脸部轮廓明显变得紧致，治疗留下的针孔处开始结痂，有些地方有点儿痒、干燥，急切需要补水。所以我每天都敷玻尿酸面膜，还将洁面产品换成极温和的无泡型洁面乳，感觉皮肤紧绷时，就用矿泉喷雾舒缓一下。大概三天后，我用浸湿的化妆棉把小小的结痂擦掉了，皮肤摸上去就像做过一次抛光，变得平滑许多，紧致的状态也维持得不错，像是剥了壳的水煮蛋。

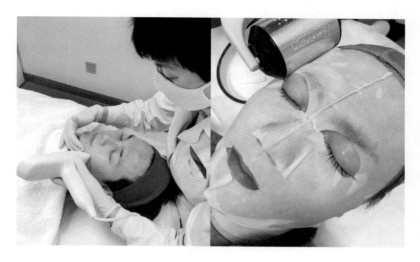

焕肤射频治疗中　　　　　治疗后降温

　　第三周，我终于体验了传说中的"补水神器"——水光针。我们可以将注射水光针的仪器简单理解成一支具有多个针头的巨型注射器，它的高级之处在于可以精准调节每次注射的深度和推入药物的量，比如眼周和额头的部位会打得浅一些，而鼻子、脸颊等部位就会打得深一些。

　　做这个项目之前，照例要做表皮麻醉。注射时，我感到皮肤由于负压被吸起，然后针扎进皮肤里，同时药剂被逐渐推入。不过水光针注射比射频治疗疼得多，初始阶段我还能忍受，打完半张脸后，疼痛的感觉越来越明显，到最后几针的时候，我基本是被"按住"才打完的。

　　刚注射完，我满脸都是针孔，并且出现了红肿，有的地方有轻微渗血的现象，几乎每个被针扎过的地方都鼓起了一个小包。随后，医生给我敷上一片医用修复面膜，并配合冰敷帮助我的肌肤舒缓、镇定。红肿在2～3个小时后才慢慢褪去。

因为肌肤的真皮层被补充了大量的透明质酸，皮肤的吸水力变强，治疗结束后的几天里，我的皮肤依旧处于极度渴望水分的状态，所以我便根据医生建议每天敷保湿面膜。直到第四天，注射留下的红红的针孔才全部褪去。待红印褪去后，我的皮肤变得饱满、有光泽，多年的痘印也变浅了，出油状况也得到了改善，肤质整体细腻了许多。至于毛孔，当然不可能一下子隐形，不过也小了很多。

医生说，这个联合治疗项目最好连续做三个月，这样会得到更满意的效果。我当然会坚持下去！

赵医生敲黑板

怎样对抗毛孔粗大？

　　毛孔粗大是肌肤各个层次都出了问题导致的，比如真皮层胶原蛋白的流失、表皮层缺乏水分，所以我用了这样的联合治疗方式（微针＋焕肤射频＋水光针注射）为十四点治疗。这几个项目分别针对肌肤不同层次的问题，每周治疗一次，让皮肤充分吸收营养并修复，就像日常的护理一样，少量多次，持之以恒。

　　这次的治疗过程中，我使用的是新的Venus VIVA射频仪，相比旧的仪器，它是比较温和的，治疗过程中疼痛感小，治疗后恢复更快，即使是比较薄的皮肤也可以使用，很适合用多次治疗的方式解决毛孔问题。但如果皮肤问题已经严重到有痘坑，那么选择二氧化碳点阵激光的效果会更好。

　　在注射水光针后，大多数人的皮肤会出现皮丘状况，即起了一些小包，这是因为透明质酸非常黏稠，被注射进皮肤不易扩散，会使皮肤鼓起来，属于正常现象。不过，皮肤的厚薄对皮丘有影响：皮肤越薄的人皮丘越明显，相反，角质层（皮肤）越厚的人皮丘越不明显，甚至不会出现，并且消下去的速度也越快。

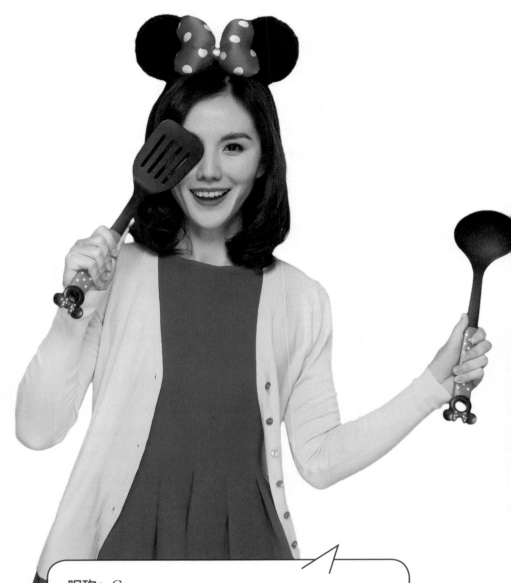

昵称：Coco

职业：《宝餐一顿》美食节目联合创始人，主持人

治疗项目：玻尿酸注射填充 + 肉毒素注射

武宗杨的
朋友圈

16.小瘦脸的大烦恼

——瘦脸的松弛更明显

　　许多人都特别羡慕我瘦瘦的小脸，每次合影必把我推在最前面。大家都觉得我长得很上镜，全身上下没有一点儿赘肉，就算是当了辣妈还是比很多女生瘦好多。不过我对自己的面部状态是不太满意的，总觉得脸有一点儿凹陷，眼袋比较明显，脸部轮廓也开始下垂了。如果能有一位专业的医生为我的面部做个全面的塑形就好了。

——Coco

　　我的眼袋比较明显，面部有点儿松弛，经过与医生的交流，确定了我的眼角、眉间、嘴角的位置都需要进行提拉紧致。医生为我选择了玻尿酸填充和肉毒素注射这两个治疗项目，因为这样可以比较快速高效地满足我的要求，恢复也快，不会影响正常工作。

武宗杨：“你最后决定体验什么项目呢？”

Coco：“玻尿酸填充眼袋和肉毒素注射去法令纹。”

武宗杨：“为什么呢？”

Coco：“我非常同意医生对我的面部状态的评估。我觉得自己的眼袋比较明显，随着年龄的增长，如果休息不好，眼袋还会更加明显。所以我想要去掉眼袋，还想要皮肤更紧致一些，让我看起来更加年轻，这也对我的工作有帮助。”

武宗杨：“你了解玻尿酸和保妥适（肉毒素）吗？”

Coco：“了解一些。我以前也咨询过，对于眼袋，的确可以做手术切除，但玻尿酸填充也可以达到让眼袋不明显的效果，恢复起来还比较快。对于提升面部轮廓来说，我会选择保妥适是因为这样的治疗方法创伤小、恢复快、疼痛感小。”

治疗时，医生先对我的面部情况进行了观察，然后用标记笔在我的眼睛下方标记，以便更好地找准注射填充的位置。紧接着，就是对左右眼袋部位进行玻尿酸填充了。

为了提升我的脸部轮廓，医生采用了肉毒素注射的方式，同样也是根据面部情况进行注射点的标记，然后再分别注射肉毒素。

治疗结束后，我最直接的感受就是上镜的时候显得年轻了很多，家人和同事看到了电视里的我，也都觉得我的整个脸饱满了，气色变好了，但却看不出来具体做了什么项目。这样的效果真是令我太满意了。

　　这是我治疗前后的对比图，右边的图片是治疗后立即拍的，效果还不是很明显，不过已经可以看出很多改变了。要知道，治疗后的 1 个月是效果最明显的时候。

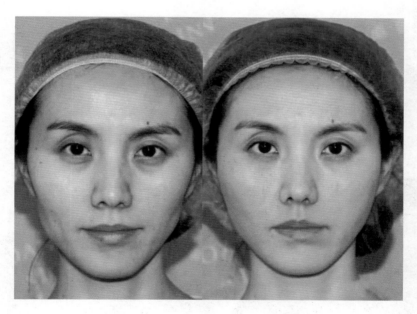

治疗前　　　　　　　　　　治疗后

赵琼的
朋友圈

17. 微整就是十年如一日地保持美

——细节决定美丽程度

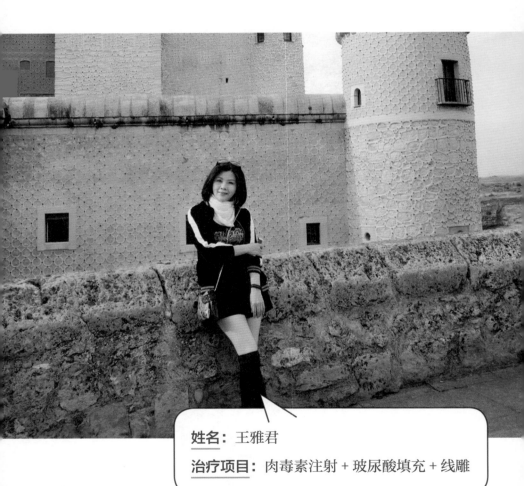

姓名： 王雅君

治疗项目： 肉毒素注射 + 玻尿酸填充 + 线雕

在我这个年纪（50岁左右），我并不想自己的容貌突然回到30岁时候的样子，因为改变太多会造成观感上的不自然，做表情的时候也会显得过于僵硬。我只想比同龄人稍显年轻一些，让别人觉得我依然有活力、有朝气就可以了。

——王雅君

第一次在赵医生那里尝试注射肉毒素和玻尿酸的时候，我就被她的审美和手艺征服了。对于这种针剂注射的微整，比针剂本身更重要的是医生的审美水平和细心程度。赵医生的审美非常好，而且会在细节上精雕，让人看上去比原来更美丽，而不仅仅是更年轻。这也许就是那么多明星、艺人喜欢到她这里来做微整的原因吧！

先说说肉毒素和玻尿酸的注射。一般来说，肉毒素只有除皱的效果，但是赵医生利用它的特性达到了更多效果。我的眼角有点儿下垂，赵医生不仅帮我做到了眼角上扬的效果，还成全了我一直想要细长眼的心愿，让我看上去特别妩媚。

赵医生这种对细节精雕的过人之处还体现在用玻尿酸雕琢和塑造唇形上。

填充唇部时，好的医生会塑造出好看的唇形，包括唇峰和唇珠的位置。而赵医生不仅做到了这两点，还帮我修整了嘴角的形状，使我的嘴形看起来更好看了，有微笑的感觉。（有关注射唇珠及嘴角上扬术，更详细的介绍见本书p.174和p.202）

另外，我的下巴有点儿不自然，但是一直没有找到很好的解决办法。这次，赵医生在我的下巴处做了一个小区域的肉毒素注射，使下巴的线条变得流畅了许多，整个人的气质也更温柔了。

总之，我觉得我做的这两个微整项目都是非常成功的，因为微整最重要的就在于"微"字，如果大动干戈地做，就违背了最初的意愿。

再分享一下线雕。

人到了一定的年龄，面部就容易出现三个"八字纹"——法令纹、眼下的纹、嘴角下垂的纹。再加上现在很多都市白领的工作压力大，特别容易在三十出头甚至二十几岁的时候就出现假性法令纹、泪沟凹陷、眼袋等问题。越年轻的时候去做线雕，越可以延缓衰老，效果也比皮肤真的松弛之后再做更加自然。

这个项目（线雕）的治疗过程非常简单。首先，医生利用仪器对我的面部情况做了个比较完整的评估，包括皮肤和肌肉的状态，然后结合我想要的效果制定了一个基础的提升方案。第二步就是在脸上敷麻醉剂，然后用针从不同方向将蛋白线植入皮下。这个过程完全没有疼痛感，非常轻松。做完之后，不是对我非常熟悉的人都很难看到我脸上的针眼。

线雕的恢复期一般是1~3天。第二天的时候，我的面部还处在红肿的状态，但到了第三天就完全恢复了，看上去特别平滑。

因为蛋白线的特性，一个多月后，我发现我的皮肤越来越好了，纹理也细腻了很多，而且更有光泽，保湿能力也比之前更好。治疗后的1~2个月是提升效果最明显的时候，所以，如果是为了重大活动而做线雕，记得要稍微提前一些做哟。（有关线雕，更详细的介绍见本书p.121）。

自从做了微整，我经常素颜出门，觉得这样显得特别干净、年轻。只要是对自己的皮肤和形象有要求的人，都可以尝试一下微整。不过，一定要找到一位信得过的、手艺与审美俱佳的医生！

肉毒素、玻尿酸会上瘾吗？
微信扫描二维码关注"美课美"
为你揭开医学界不敢公开的微整秘密

赵琼的
朋友圈

18. 不想再做女汉子

——让人更显温柔的面部塑形

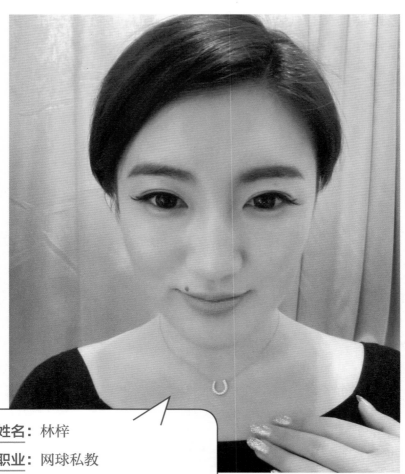

姓名： 林梓

职业： 网球私教

治疗项目： 玻尿酸注射 + 溶脂针

其实，早在2010年，我就开始接触医美了。从割双眼皮、打肉毒素开始，我一直都受益于医美。

——林梓

刚刚接触医美的时候，我询问过赵医生和武姐姐，请她们根据我的诉求——使脸看起来小一些来制定微整方案，而且没有治疗前的担忧，因为我完全相信她们。

慢慢地，我开始用玻尿酸填充面部不完美的地方，比如鼻子和下巴，效果非常好。对于从事网球私教的我来说，有一张漂亮的面孔真的挺重要的。现在的我，不需要任何化妆品，不需要非主流的烟熏妆，就这样，素颜也很有自信。我深知，自己已经离不开医美，变美的我也越来越有自信了。

先来分享下我注射玻尿酸进行面部塑形的过程吧。

赵医生为我使用了钝针注射的方法。我们可以把传统的针比作刺刀，即锐针，它经过的皮肤组织首先会被它"切割"出血。而在为我做玻尿酸注射时，赵医生使用了钝针。钝针最大的特点就是前段完全抛光，针头部分成弧形，做过30分钟表皮麻醉之后，进针几乎感觉不到疼痛。

除此之外，赵医生还使用了扇形注射的方法为我减少针孔。本来，我以为会扎很多针，但完成治疗后，我的每侧脸颊仅有1个针孔。赵医生说，这就是所谓的扇形注射了。这样的注射方式的进针孔像扇柄，每调整一个角度，就像扇骨一样呈放射状展开，不会再添加新的针孔。

刚填充完，我感觉皮肤紧紧的，苹果肌的凹陷部分也都被填起来了，有饱满的感觉。虽然刚做完会有些浮肿，但到第二天就基本恢复了。（有关面部塑形，更详细的介绍见本书p.112）

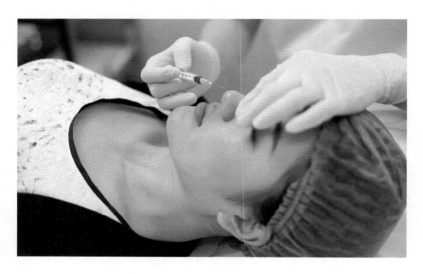

面部塑形过程

再来分享一下我注射溶脂针瘦脸的过程吧。

赵医生是我的好朋友，对我已经非常熟悉了，我的每一次改变都是她参与的。在我进行完"三步寻美计划"（序言里提到）与面部塑形后，赵医生说，我面部的各个部位已经很完美了，只是脸上肉还有点儿多，可以在脸颊注射溶脂针来瘦脸。注射完，脸部轮廓会更加明显。于是，我便毫不犹豫地决定注射溶脂针。

注射溶脂针时，我感觉跟平时打针没有太大差别，也会有类似肿胀的感觉，但是比打玻尿酸的感觉好很多。每打几针，赵医生都要揉捏一下我的脸，这个过程是比较酸疼的。

刚注射完，我的面部就像土拨鼠的脸一样，脸颊两边整个肿了起来，不过赵医生说这是正常现象。大约两个小时后，肿胀消失，一个星期后，效果就比较明显了。

赵医生还提醒我，治疗后6小时才可以洗脸，还要保持运动，让针剂里的溶脂成分充分接触面部脂肪，我也都照做了。

现在，距治疗已经一个月了，我感觉自己的脸小了一圈，原本脸颊上的肉在溶脂针的作用下，几乎全部消失了。

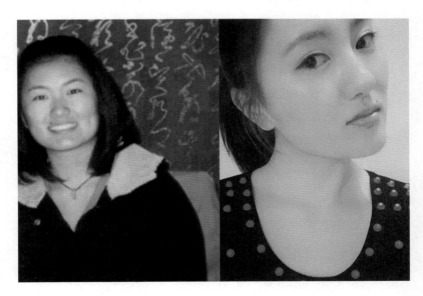

治疗前　　　　　　　　　　治疗后

赵医生敲黑板

针对东方女性的特点打造小V脸

　　大多数东方女性太阳穴的位置有凹陷，这样会使脸看起来不够饱满。我的解决方案是通过注射玻尿酸有效地提拉松弛的中庭与侧面脸颊，使太阳穴变得饱满、苹果肌更加充盈，同时上提眼周肌肤。

　　另外，我会适当运用肉毒素来修饰咬肌、紧致下颌缘，达到收紧、辅助塑形的目的，让脸形自然呈现向上的"正心形"，这样既能达到小V脸的精致，又可以做出青春苹果肌的可爱感。

　　对于眼纹问题，可以在眼尾、眉间、眼皮下方注射肉毒素。这是根据每个人静态面部状态以及微笑时的面部状态来决定的。

　　对于脸颊问题，因为脸颊两侧分布着不同走向的肌肉群，只要找准肌肉群的生长方向，对准注射，就会起到很好的面部提拉的效果。相反，如果没有找准注射点，往往会造成不理想的效果，导致整个人看起来没有精神，造成面部凹陷或者嘴角下拉。

　　对自己脸形或者皮肤状态不满意的女性，我建议先请专业医生面诊，确定面部轮廓，再制定具有针对性的改善方案。

武宗杨的
朋友圈

19. 甩掉婴儿肥和蝴蝶袖

——不动刀就减脂

昵称：Annie

职业：排球运动员

治疗项目：PPC 溶脂针

因为我以前是排球运动员，加上人到了一定年纪又特别容易囤积脂肪，脸上总有甩不掉的婴儿肥，大臂也粗壮难减。

——Annie

为了甩掉婴儿肥，我试过各种国产溶脂针，但是效果几乎为零。我也咨询过很多医美机构关于面部吸脂的事情，但得到的答案是：靠吸脂抽掉脸部脂肪的效果非常有限，操作不当还有可能出现凹凸不平的情况。于是，我酝酿已久的念头也就此打住。

就在我感到绝望的时候，在朋友的推荐下，我抱着试试看的心态尝试了韩国的PPC溶脂针，没想到效果远远超出我的预期。当然，整个过程也不像我想象的那般轻松。

医生先对我面部脂肪的位置和分布进行了分析，确定了鼻翼两侧、下颌缘和双下巴这三个吸脂位置，并判断注射药物的剂量为2支左右。接下来是常规步骤——敷上表面麻醉剂静待半小时。敷完，我的整个脸都相当麻木了，医生开始一针一针地往皮下脂肪内注射溶脂剂，每注射几针，就要大力地揉捏刚刚注射过的部位。这个步骤有点儿疼，但是非常关键，目的是让药剂分布得更均匀。三个区域全部注射完时，我至少被扎了五六十针。每一针下去，皮肤都会有胀起来的感觉。注射完，我就像一只嘴里塞满了食物的松鼠，不过好在没怎么出血。

在接下来的几天里，我每天都戴着口罩。第二天注射区域甚至比刚注射完时还要肿，肿得快跟鼻子一样高了，五官都不明显了，按上去有点儿酸疼，但还在我的忍受范围内。

大概到了第四天，我感觉脸上肿起来的位置的皮下好像充满了水，就像脂肪在里面融化了一样，走起路来都觉得双下巴在晃动。按照医生的嘱咐，这时我应忍着疼痛按摩，这样做有助于快速代谢脂肪，也有利于消肿。

大概一周后，我才终于觉得脸形恢复了比较正常的样子，但还是有浮肿的感觉。

两周以后，效果显现出来了，我脸上的脂肪明显变薄了，周围的人还都以为我瘦了呢。

到现在，距离注射溶脂针已经过去了一个多月了，减脂的效果越来越明显了。

更让我惊讶的是，溶脂针不仅对小面积的部位效果明显，对于有更多脂肪的手臂、肚子也一样奏效。作为一名排球运动员，手臂上的蝴蝶袖一直困扰着我。起初，我真的没想到PPC溶脂针能对它起作用，可结果真的让我喜出望外。

我在手臂上注射了两次溶脂针，中间大概间隔一个月，每条手臂的用药剂量为3支。完全消肿后，我的上臂围度减小了4厘米之多。

如果你问我："注射溶脂针的过程痛苦吗？"我只能回答你："是的！"过程中不仅注射部位会肿，最痛苦的是你必须忍痛按摩。但是这样的痛苦是值得的，我终于甩掉了婴儿肥和蝴蝶袖，拥有了梦寐以求的脸蛋和身材！

● 赵医生敲黑板 ○

什么是溶脂针？

溶脂针的主要成分是卵磷脂，工作原理是利用从大豆中萃取的脂肪分解酶，有效地促进顽固脂肪的膨胀、分解，待脂肪被破坏、溶解后，再通过肾脏或小肠将它排出体外。它最初是德国人发明的，在临床上用来治疗脂肪栓，成分安全，但是对豆类过敏的人不能使用。注射后的效果因人而异，快的2~3周见效，慢的3个月之内会逐渐产生效果。一般建议在4~5周的时间间隔内注射2~3次。

武宗杨的
朋友圈 # 20. 日式微创吸脂

——大象腿再也不见

> **昵称：**vivi
>
> **治疗项目：**微创吸脂

　　我大腿上的脂肪非常多，但小腿还凑合。经过对大腿的前侧和后侧的两次吸脂手术，两个月内，我的大腿围减了大约10厘米，腿形也变得匀称好看了许多，这让我终于在露肤季到来之前成功甩掉了大象腿。

——vivi

　　我的吸脂手术是分两次进行的，先做了大腿前侧吸脂，一个月后又做了大腿后侧吸脂，这也是为安全着想。

　　每次治疗前，医生都给我验了血红蛋白指数，确认了安全范围内可吸出的脂肪量。

治疗的第一步是划线确定位置，接着医生挂上了输液瓶，给我带上呼吸器，我开始吸笑气。很快，我就觉得头晕晕的，有喝醉酒的感觉。

过了一会儿，医生问我是否头晕，我点点头。估计这个时候就要开始吸脂了，但是我已经感觉不到疼了。

之后，我便进入意识混乱的状态——时而有意识，时而昏睡。大概15分钟的时间里，有时我能听到周围人说话，其间偶尔感觉疼，据说疼时是医生在处理大腿侧面的脂肪。

不一会儿，我听到医生说结束了。她将我的呼吸器拿掉，我整个人立马清醒了。

接下来就是非常重要的缠绷带环节，绷带缠得好，就不容易出现瘀青。

缠好绷带后，医生给我套上了塑身裤，又确认了我的血红蛋白指数，之后就让我回家休息了。

因为缠好绷带并穿上塑身裤后要保持48个小时，所以术后的两天内，我的双腿被绑得像木乃伊，弯曲膝盖都感觉困难，行动很不方便。医生嘱咐我，这期间要尽量把腿垫高，以防小腿浮肿。因为术后我按时服用消炎药和止疼药，所以没有感觉到疼，但有些酸酸胀胀的不适感。

第三天，医生为我拆掉了绷带并换上塑身裤，拆下绷带的那一刻我还蛮紧张的，很担心有严重的瘀青，但结果让我惊喜：两次吸脂均没有太多瘀青，第一次的大腿前侧几乎没有瘀青，只是皮肤颜色整体泛灰；第二次的后侧因为吸出的脂肪较多，出现了两块比较严重的瘀青，不过没我想象的那么恐怖。至于切口，医生是用可吸收的线缝合的，因此不存在拆线问题。大腿前侧切口在比基尼线位置，后侧在臀部微笑线下方，都是难以发觉的地方。

大腿吸脂比其他部位吸脂恢复得慢些，主要是做完的第一周比较难熬，吸脂的地方会肿到原来的两倍那么大。这段时间里，最好每天穿20个小时的塑身袜。

我是吸脂后第六天开始正常工作的，但也只能慢慢走路，不然会有撕裂般的疼痛感。

术后的10～20天，大腿会慢慢消肿，皮肤按上去也不会那么疼了。这时，我们可以按照自己能接受的力度按摩双腿，当然，按摩时自然是有些疼的。

在这个阶段，脂肪会变硬，大腿摸起来好像有凹凸不平的感觉，医生说这是正常现象，只要坚持按摩，让变硬的脂肪慢慢变得松软就可以了。同时，我腿部的瘀青也在慢慢变淡，每天都能感觉自己的双腿在变细。

我的大腿一共吸出了6升脂肪！瘀青全部褪去，皮肤恢复自然血色大约用了一个月的时间。

一开始做完大腿前侧吸脂后，我最大的感觉就是靠近膝盖的大腿内侧部位变细了，不过整体围度变化有限，只减少了3厘米。但是做完大腿后侧吸脂，我的大腿围度和最初相比少了近10厘米。另外，缝线位置也没有凸起，只留下了一点儿痕迹，像痘印，随着时间也会慢慢消失。（有关吸脂，更详细的介绍见本书p.204）

赵医生敲黑板

吸脂手术的注意事项

①绷带缠得好，腿形就变好

吸脂后缠绷带环节非常重要，缠绷带除了能够减少内出血和瘀青，还对塑造腿形有很大帮助。另外，缠绷带的松紧度要刚刚好才不容易造成脂肪移位，小腿也不易肿胀瘀青，所以缠绷带的医生的经验是非常重要的。

②按摩比穿塑身衣重要

塑身衣的作用是给皮肤一定压力来支撑吸脂部位，辅助愈合。塑身衣松紧适中就好，如果太紧会影响血液循环，不利于恢复。然而，比穿塑身衣更重要的是吸脂后的按摩。吸脂手术完成7天以后，请坚持每天按摩一小时，这样消肿速度会加倍。按摩时，可以配合滋润度高的产品，这样能有效帮助皮肤恢复弹性。

③少量多次更安全

我看到有些去韩国吸脂的朋友，一次吸脂量达到7升，这是非常危险的！在做大腿吸脂时，我建议前后侧分开做，这样恢复时比较不影响正常工作。如果大腿前后一起吸脂，腿的肿胀会很严重，大概半个月内都只能躺着。

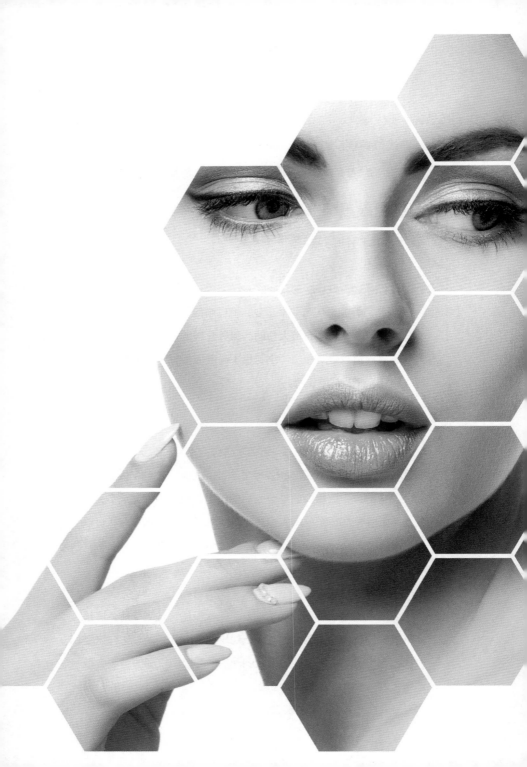

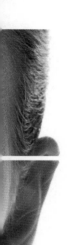

PART

/

2

第二篇

我们的选择

——36个医美项目说明书

看到这么多变美、变精致的医美故事，你是不是也心动了呢？

可是，面对让人眼花缭乱的医美项目，我们到底应该怎样选择，才能省时省力又省钱地达到自己的目的呢？

下面就跟赵琼、武宗杨两位老师一起来了解一下时下最流行的 36 个医美项目吧！相信你一定可以找到最适合自己的那些项目！

一、9个明星最爱的医美项目

女明星的脸看起来总是轮廓清晰又紧致，皮肤充满胶原蛋白，不管什么年龄都像少女一般。

但是在生活中，我们似乎无论怎样按摩、敷面膜都无法达到明星们光彩照人的惊艳效果。

她们越活越年轻的秘密究竟是什么呢？看看这9个最受明星喜爱的医美项目吧，或许你能找到答案。

Top 1　超声刀——紧致面部

治疗时间：60 ~ 90 分钟	**维持时间**：1 ~ 2 年
治疗次数：1 次	**失败风险**：低
恢复天数：1 ~ 2 天	**疼痛指数**：★ ★
复诊时间：治疗后 30 天内	

为什么明星都爱超声刀，它有什么作用？

明星时时刻刻生活在高清镜头的"监视"之下，脸上一点儿瑕疵都藏不住，而超声刀就是专门解决肌肤老化、松弛、下垂问题的。双下巴、眼角下垂、眉尾下垂、鼻唇沟皱褶等问题，都可以用超声刀来解决。

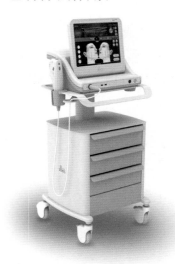

超声刀仪

为什么超声刀很贵却依旧广受欢迎，它有什么优点？

超声刀是目前抗衰类治疗的仪器中可抵达肌肤层次最深、效果最好的项目之一。超声刀以高强度聚焦式超音波（High Intensity Focused Ultrasound，简称HIFU）将超声波聚焦于单一点，产生高能量，作用在浅肌肉腱膜系统（Superficial Musculo-Aponeurotic System，简称SMAS），使其产生立即性的收缩反应，进而产生提拉紧实的效果。超声刀的具体的优点如下：

①有效刺激胶原蛋白再生

超声刀治疗时的温度在65～72℃，这是最适合胶原蛋白有效变性的温度。它能精确地由深层肌肤至浅层肌肤改善支撑皮肤的皮下结构，促使胶原蛋白重组新生，构建全新的胶原蛋白纤维网，从皮肤底层为皮肤增强弹性，让皮肤恢复弹力、紧致。

②能量精准可控

超声刀采用目前最精确的专利——定位指标线，能精准定位能量落点，且释放的能量可控，这使它相比其他方法更加细腻准确，能深层作用于肌肤，达到理想效果。

③安全无创

超声波能量的使用纪录良好，被使用在医疗显影技术上已有50余年。在全球范围内，有超过10万人在使用超声刀，且没有任何不良记录。另外，超声刀在经过临床安全研究后，已被FDA审核认可。它采用聚焦式超声波，将能量精确聚焦在组织深处，对表面肌肤无影响，而且完全不对皮肤加热，不会造成皮肤损伤。同时，超声刀无须长时间恢复，治疗后无须特殊护理，不会影响日常生活与工作。治疗时，女性即便处于生理期也不会受影响。

④用时短，效果好，保持久

一次超声刀治疗只需要60～90分钟，且效果具有立显性和渐进性。同时，超声刀不仅治疗后的即刻效果好，随后的效果还会越来越好，治疗后3～6个月是效果最明显的时期。一次治疗的效果可以维持1～2年。

⑤多探头治疗，满足不同部位的需求

医生可以根据不同肤质、要到达的皮下深度和作用部位，选择不同的治疗探头。三种治疗探头能达到的深度分别为：1.5毫米（真皮浅层），3.0毫米（皮下脂肪层），4.5毫米（浅肌肉腱膜系统、颈阔肌）。治疗时，医生还可以根据皮肤的松弛程度搭配不同的治疗探头使用。

超声刀与传统拉皮手术相比好在哪里？

在人体的头骨外面有一层筋膜层，医学上称之为SMAS，它位于皮下脂肪深层，直接与颈阔肌相连。传统拉皮手术是先将筋膜层剥离出来，然后拉紧折叠，再进行表皮、肌肉的提拉，起到除皱的效果。但它需要的时间长，恢复慢，治疗者承受的痛苦大。而超声刀技术的发明使无创、无痕成为可能，具有治疗时间短、无长恢复期、效果持久等优势。

超声刀的治疗过程

Step 1 面诊

接受治疗者必须素颜进行面诊，让医生判断需要用超声刀治疗的部位。

Step 2 图像采集

医生及护士从不同角度为受治疗者拍摄照片，以便与治疗后的效果比较。

Step 3 麻醉

接受治疗者可以提前30分钟服用止疼药，或在治疗前敷表面麻膏30分钟。

Step 4 治疗

①将冷凝胶涂抹在超声刀的治疗探头和治疗部位上。

②将超声刀探头放在治疗部位的皮肤上，之后皮肤结构影像会显示在仪器屏幕上，医生可根据不同位置来调节能量。治疗时需要特别注意颊神经以及眶上神经部位，还需要避开有开放性伤口、皮肤病变或是囊肿型青春痘的部位。

③治疗时，护士用话语安慰接受治疗者，分散其注意力，增加其舒适度。

超声刀治疗疼吗？

疼痛感因人而异。治疗过程的不适感是暂时性的，且不适感也意味着胶原蛋白重建机制已开始作用。建议受治疗者治疗前与医生沟通，并以麻醉的方式减缓疼痛。

超声刀治疗有副作用吗？

接受超声刀治疗后，肌肤会轻微泛红，有小刺痛或轻微麻胀的感觉，并伴有局部肌肉酸痛，但这都属于温和且暂时的反应，会在治疗后数日内恢复。超声刀治疗后第二天就可以正常上班、生活了。

接受超声刀治疗后需要注意什么？

①治疗后的当晚要用温水洁面。

②治疗后一周内不能使用含有刺激成分的保养品，尽量使用温和的补水产品。

③治疗后一周内外出时，建议使用SPF30以上的防晒霜。

④治疗后1个月内复诊。

⑤治疗效果因人而异，但只要积极做好保湿、防晒工作，且不要熬夜，就可以让效果维持得更久。

Top 2　热玛吉——去除颈部松弛和皱纹

治疗时间：60 分钟　　　　**维持时间**：1 ~ 2 年

治疗次数：1 次　　　　　　**失败风险**：低

恢复天数：1 ~ 2 天　　　　**疼痛指数**：★ ★

复诊时间：治疗后 30 天

颈部松弛、皱纹是怎样形成的？

颈部是指头与胸间的膜质部分，上界即头部的下界，为下颌底、下颌角、乳突尖、上颈线和枕外隆凸的连线；下界为颈静脉切迹、胸锁关节、锁骨上缘和肩峰至第七颈椎棘突的连线。优美的脖颈堪称女人的第二张脸，但颈纹一旦出现就很难消除，而且非常显老，影响美观。形成颈纹的因素有很多，主要有以下几个方面：

①紫外线

紫外线包括日晒和电脑辐射，随着年龄的增加，紫外线对皮肤的影响力会加大，可能导致非常明显的皱纹。

②抬头、低头的动作

抬头与低头等习惯性动作总在人们不经意间被无数次重复，这些动作很容易使颈部表皮因挤压而出现痕迹，时间一长，皮层较薄的颈部就有了皱纹。

③缺水

颈部是一个"多事三角区"，颈部肌肤十分细薄且脆弱，颈部前面皮肤的皮脂腺和汗腺的数量只是面部皮脂腺和汗腺数量的三分之一。因此，颈部皮脂分泌较少，难以保持水分，很容易干燥，易产生皱纹。

④外界环境影响

秋冬季节，气候干燥，风沙较大，也容易使颈部干燥、长皱纹。

什么是热玛吉紧肤术？

热玛吉（Thermage）紧肤术，又称时光雕塑疗法，其原理是利用专利性的治疗探头将高能量的高频电波传导至皮肤层，引起胶原蛋白收缩，并刺激新生皮肤中的胶原蛋白持续增生，以达到长效的皮肤提拉与紧致效果。

接受热玛吉治疗需要注意什么？

①如果接受治疗者在半年内进行过玻尿酸注射、胶原蛋白埋线，需要事先告知医生。

②孕妇、有心脏疾病、装有心律调整器、身体内植入金属物体者不建议进行热玛吉治疗。

③进行治疗时，严禁佩戴任何金属物品。

④治疗前与治疗后都应保持皮肤、毛发的清洁卫生。

⑤治疗后有暂时的红肿现象是很正常的，不用紧张。

⑥治疗后一周内不可蒸桑拿或做热瑜伽等在高温环境中进行的活动，并且不可暴晒。

热玛吉的治疗过程

Step 1　洁面，拍照

接受治疗者需要先洁面，并保持纯素颜的状态请医生或护士为自己拍照，以便与治疗后的状况对比。

Step 2　麻醉

面部消毒后，敷麻膏30分钟，特别怕疼的人可局部注射麻药。

Step 3　确定治疗田格

医生在接受治疗者的身体的相应部位贴上电极片，在面部治疗部位涂印治疗田格。

Step 4　治疗

医生根据接受治疗者的面部松弛情况进行治疗。

Step 5　涂面霜

治疗结束，护士为接受治疗者洁面并涂抹修复面霜。

Top 3　超皮秒——对抗多种肌肤问题

治疗时间：20 分钟	**维持时间**：30 天
治疗次数：一般情况 1 ~ 3 次	**失败风险**：低
恢复天数：1 天	**疼痛指数**：★
复诊时间：治疗后 30 天内	

皮秒是什么？

皮秒其实是一个单位，1 秒 =10 亿纳秒 =10000 亿皮秒。在激光领域有一个概念——脉宽，脉宽越短，激光停留时间就越短，对皮肤的热伤害就越低，同时瞬间的能量峰值越大，效果越好。因此，皮秒的瞬间能量是使用普通激光的上千倍。

皮秒（Pico Sure）激光可以通过瞬间传递超短脉冲到靶组织，将目标色素团块通过光声作用震碎，形成细微颗粒，并通过新陈代谢安全有效地将其排出体外。

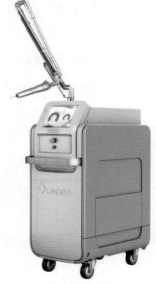

超皮秒仪

如果把色素斑块比作岩石，传统激光能把色素斑块击碎成小块，而皮秒激光可以使色素斑块粉碎成细沙，这样就更容易被身体代谢掉。

哪些肌肤问题可以通过皮秒解决？

不管是色斑、痤疮、细纹，还是胶原蛋白流失，无论什么样的肌肤问题都可以通过皮秒解决。亮白肤色、抚平细纹、淡化色斑、细嫩肤质，皮秒可以解决各种问题，并且见效快、恢复期短，在皮肤科专业领域深受专家们的推崇。皮秒的主要作用是：

①改善表皮和真皮的色素斑，如黄褐斑、咖啡斑、雀斑、晒斑、太田痣、文身、痘坑痘印等。

②刺激真皮胶原蛋白的形成。

③减少继发性的色素沉着和色素减退。

④增强皮肤通透性。

⑤改善皮肤皱纹和毛孔粗大问题。

相比皮秒，超皮秒是如何升级的？

皮秒激光的脉宽达到了皮秒级别，而最新的超皮秒（Pico Way）的脉宽被进一步压缩。

①皮秒能够输出70%的能量，而二代超皮秒的全息点阵在技术上有了很大的提升，能输出100%的均匀能量，带来全方位的治

疗效果。

②超皮秒的能量输出以光震效应为主，大大降低了光热效应的作用，同时也降低了肌肤反黑的概率。光震效应能够将黑色素粉碎，再随新陈代谢排出体外，达到祛斑效果。临床证实，一次超皮秒治疗平均可清除67%的色素斑。

③超皮秒有三种波长，分别为1064nm，785nm，532nm，而皮秒只有755nm这一个波长。实验证明，1064nm的波长更适合亚洲人的肌肤，可最大程度降低肌肤反黑概率。

简而言之，超皮秒的速度更快、损伤更小、效果更好。

超皮秒可以立即见效吗？

每一次超皮秒治疗都有每一次的效果，一般治疗一次后，可以立即看到提亮肤色、淡化细纹、收缩毛孔、代谢粉刺的效果。至于斑点，如果是浅层斑点，如晒斑、雀斑等，治疗1~3次就可以清除大部分色素；如果是深层斑点，则要看具体情况。一般来说，褐青色痣（点状，多分布于颧骨，青黑色）是比较难治的一种，需要一定的时间。祛除褐青色痣可以选择1064nm波长的治疗头，做3个疗程，每个疗程2~3个月。而黄褐斑需要通过皮肤检测设备来确定它正处于隐性状态还是已经弥漫出来，再决定治疗方案。

夏天可以做超皮秒吗？

可以，但是夏天的紫外线很强，要记得做好治疗后的防护措施——保湿、修复、锁水、防晒。

超皮秒的治疗过程

Step 1 全面检查

光靠肉眼观察是无法完整地确认斑点性状的，当然就更加无法找到潜在斑点的位置，所以要用Visia皮肤检测仪对皮肤进行全面检查。它可以查出肌肤病变的所有信息，甚至是脸上残留的荧光剂。这样，医生可以根据肌肤状态制定方案、选择治疗头。

Step 2 麻醉

根据皮损程度及治疗方式的不同，选择性地敷表皮麻膏并保持20分钟。

Step 3 治疗

运用不同的能量光束进行全息点阵，次数依情况而定，以达到循序渐进的治疗效果。要知道，超皮秒的治疗头可是连娇嫩的眼周皮肤都可以照顾到哟。

Step 4 消除红肿

治疗结束后，要立即敷上修复凝胶，也可以用冰敷方式做全脸镇定、消除红肿的工作。20分钟以后，洗掉凝胶，涂上保湿霜。

除了面部，身体其他部位的色素问题可以用超皮秒解决吗？

基本上只要是色素问题，不管在什么部位，都可以通过超皮秒解决。另外，超皮秒除了可以做面部肌肤，还可以打唇，或对私密部位进行温和的色素代谢治疗。

接受超皮秒治疗需要注意什么？

①超皮秒项目的舒适度较高，治疗过程中肌肤出现轻微灼热感无须担心，治疗后冷敷即可。

②治疗后需要加强保湿及防晒工作。

③治疗后的一周内，肌肤较敏感干燥，请使用温和的、可修复肌肤的专业医美保养品。

④治疗后的一周内应避免出入高温场所，同时避免食用刺激性食物（如烟、酒、咖啡、辣椒、茶等）及感光性食物（如香菜、芹菜、番茄、九层塔等）。

⑤用超皮秒洗文身时，由于文身的黑色素分布比较密集，吸收的能量会比较多，在治疗之后出现水泡属于正常现象。这时，应避免摩擦皮肤，并依照医生指示护理。千万不要弄破水泡，以免留下疤痕并影响皮肤恢复。

Top 4　胶原蛋白埋线——面部提拉紧致

治疗时间：30 ~ 60 分钟　　维持时间：1 年

治疗次数：1 次　　　　　　失败风险：低

恢复天数：3 ~ 7 天　　　　疼痛指数：★

复诊时间：治疗后 30 天

胶原蛋白埋线"埋"的是什么线？

胶原蛋白埋线，顾名思义，用的是胶原蛋白线。胶原蛋白线又称可吸收胶原蛋白线（Polydioxanone，即PPDO），是一种极细的、可被人体缓慢吸收代谢的聚合物——聚对二氧环己酮。

市面上的埋线种类很多，总体来说，分为锯齿线和非锯齿线两种。

锯齿线

锯齿线是由一种特殊的缝合材料制成的线，它的边缘有倾斜度，末端比较锋利，呈锯齿状。锯齿线的形状使该线在软组织域面能够牢固地支撑皮肤组织，使面部松弛的软组织得到支撑和提升，从而塑造一个全新的面部轮廓。锯齿线的边缘部分被许多纤维壳覆盖，有收紧、提升下垂皮肤的效果。

非锯齿线

非锯齿线又分为平滑线和螺旋线两种。

平滑线是有聚对二氧环己酮这种特殊材料的线，它的线体比较顺滑，能刺激组织再生，去除皱纹，紧致、提升皮肤，效果很好。

螺旋线更粗、更强韧，特有的螺旋式设计在组织填充方面有更好的效果。

胶原蛋白埋线有何优点？

我们可以把蛋白线理解为心脏手术中使用的缝合线的一种，它能促进自身胶原蛋白再生、改善面部轮廓线条、增加面部的饱满度。目前，这个项目已获得FDA认证、KFDA（韩国食品医药品安全厅）认证、CFDA认证。胶原蛋白线经过6个月，即大约180天的时间后，能分解为二氧化碳和水，最终达到100%无残留。

胶原蛋白线的优点如下：

①延展性高。

②柔软度好。

③治疗过程更平顺，舒适度高。

④被人体吸收的速度更慢，维持时间更久。

⑤可以达到全面部提升的效果，一次性解决多部位的衰老情况，改善肌肤松弛下垂状况，紧致面部轮廓。

⑥采用非手术埋线技术，不开刀、不缝合、无创、无痕。

注射玻尿酸和肉毒素能够替代胶原蛋白埋线吗？

30 岁后，很容易出现面部轮廓线条模糊、松弛等问题，脸颊、颈部下垂痕迹明显，伴随而来的抬头纹、鱼尾纹、眉间纹、下眼睑细纹也会日益明显。

许多人会用注射肉毒素的方式来消除动态纹路，或者用注射玻尿酸的方式来填补静态纹路，以使脸部线条与纹路得到即刻改善。但这只是视觉上的改善。另外，肉毒素作用在肌肉上，注射后会有脸部僵硬、表情不自然等情况发生。

皮肤出现老化的根本原因是胶原蛋白的流失，胶原蛋白埋线可提拉脸部细微纹路，其特殊线材可刺激自体胶原蛋白增生，改善肤质、缩小毛孔，达到真正的改变，可取代肉毒素的定期注射，减少玻尿酸的使用。同时，运用胶原蛋白埋线将浅层纹路消除，不是作用在肌肉上，所以表情不会受影响。

哪些人不适合做胶原蛋白埋线？

皮肤有炎症的时候不可以做埋线，比如患有痤疮、皮炎、毛囊炎的人，要先治疗好皮肤问题再做埋线。另外，有出血性病史、凝血障碍的人不能做埋线。最后，近期在服用药物的人最好先对医生交代一下，请医生判断是否可以进行埋线。当然了，正在备孕、已经怀孕、正在哺乳的女士也不能做埋线。

胶原蛋白埋线的过程

Step 1 面部麻醉

先敷麻膏，患者的疼痛敏感度决定了麻醉用时的长短。

Step 2 进入专门的等待室等待治疗

进入专门的等待室，医生观察受治疗者的脸部，然后用标记笔标记，以便在埋线过程中更好地找准埋线点。

Step 3 开始埋线

蛋白线是连接在针头上的，它随着针头进入皮肤，并留在脸颊内部。埋线后，医生会将蛋白线的终端剪掉。

胶原蛋白埋线能够马上见效吗？能持续多久？

胶原蛋白埋线是将可吸收线植入皮下脂肪的浅层及深层，对皮肤进行提拉，达到面部年轻化的效果，属于微创手术，术后即见效果。其维持时间与手术设计、布线数量、使用材料、术后皮肤护理等条件有关。一般情况下，胶原蛋白埋线的面部提升术效果可维持一年左右。如果在日常生活中注意面部皮肤的保养，可延长维持时间。

做胶原蛋白埋线的同时还可以做其他项目吗？

胶原蛋白埋线可酌情与肉毒素注射、玻尿酸注射同时进行，这样能够加强年轻化的效果：在额头、下巴、苹果肌等部位注射填充玻尿酸让面部更具立体感；在咬肌处注射肉毒素达到瘦脸效果。

胶原蛋白埋线能够改善肤质吗？

胶原蛋白埋线产生的效果强弱会因每个人的体质不同而不同，长期的效果是促进胶原蛋白增生、血管新生，加速血液循环，使皮肤不断自我更新，有一定改善肤质的作用。

做完胶原蛋白埋线要注意什么？

①做完埋线后针孔较多，可根据埋线后的反应程度口服消炎药和消肿药。

②治疗后6小时才可以洗脸，24小时后再化妆。

③治疗后一周内禁止运动，流汗对伤口的恢复不利，要保持充分的休息。

④治疗后一周内禁止食用辛辣等刺激性食物，并要戒烟、戒酒，应多吃清淡并容易咀嚼的食物。

⑤治疗后一周内禁止蒸桑拿、汗蒸或泡温泉，不要接触高温项目。

⑥治疗后一个月之内不可以揉搓或按摩面部。

⑦如果肿胀时间过长或逐渐加剧，应和医生联系。

Top 5 酷塑——冻出好身材

治疗时间：60 分钟 / 点位	**维持时间**：永久
治疗次数：根据脂肪量而定	**失败风险**：低
恢复天数：不需要	**疼痛指数**：★
复诊时间：不需要	

什么是酷塑？

酷塑（Cool Sculpting），又称冷冻减脂，是运用脂肪的不耐冷特性，通过专用探头输入专利恒低温，使脂肪细胞凋亡，然后再自然代谢排出体外的一种减脂方式。一般的脂肪细胞会在 3 个月内随身体的新陈代谢排出来。每次治疗，可以减少 25% 的脂肪层厚度。酷塑治疗仪的专业探头能对腰腹部难减的皮下脂肪做精准突破，接受治疗者不需要运动或节食就能轻松"冻"出小蛮腰。

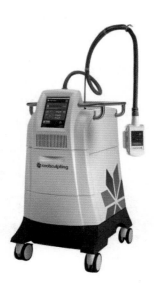

酷塑仪

酷塑治疗安全吗?

酷塑已获得FDA认证。它用时20年研发的专利技术以及反复研究的4℃低温,不会伤害身体内其他组织细胞。同时,酷塑仪器的3个专业探头可以针对不同部位的曲线特征来选择,能保证脂肪被最大面积地吸入治疗杯,达到更精确的效果。

酷塑减脂属非入侵治疗方式,不动刀、不打针、不麻醉、无恢复期,且除了脂肪细胞,其他的皮肤、血管、神经、皮下干细胞均不受影响。治疗仪的冷却板内有专利温度感应器持续监控治疗部位的温度变化,能够做到有选择地让脂肪细胞自然凋亡。

酷塑治疗适合哪些人?

①非重度肥胖者。

②局部肥胖而不是全身肥胖的人,比如脂肪主要堆积在手臂、背部、腹部、臀部或者腿部的人。

③身材匀称,但想要局部塑形,追求完美效果者。

哪些人不适合酷塑治疗?

酷塑几乎适合所有人,但孕妇和部分溶血症患者并不能做这个项目,具体情况可以在治疗之前详细咨询医生。

酷塑治疗效果持久吗？

酷塑治疗令脂肪细胞自我凋亡，且不会出现由吸脂手术操作不当导致的凹凸不平等现象，能永久保持。

酷塑治疗的过程

Step 1 评估

医生测量脂肪层厚度，只要用手能抓起的脂肪层厚度在3.33厘米以上，就可以接受酷塑治疗。

Step 2 划定区域

医生捏起脂肪层，把握脂肪走向，用笔画出治疗区域。

Step 3 保护

医生把8×10厘米的凝胶片贴在治疗部位，保障冷冻治疗的均匀且不伤害表皮。

Step 4 治疗

治疗头的强大负压能把治疗区的脂肪吸入其中。

Step 5 按摩

移开治疗头会有清晰的方形红印，医生会慢慢按摩两分钟，治疗区域会有酸麻的疼痛感。

Top 6　发际线移植——修饰脸形

治疗时间：40 分钟　　　　维持时间：永久

治疗次数：1 ~ 2 次（单株植发）；1 次（其他方法）

恢复天数：10 ~ 15 天　　　失败风险：低

复诊时间：治疗后 2 天　　　疼痛指数：★ ★ ★

发际线与脸形有什么关系？

发际线指头发发根和额头相连处的那条线，不一定是一条明显的线，也不一定有规则的形状。发际线的高低影响着五官的协调性，我们常说的"三庭五眼"的完美面部比例，即竖向上，发际线、眉线、鼻底线、下巴之间的 3 段距离相等；横向上，一张脸恰好有 5 只眼睛的宽度。

前额发际线的高低对脸部的整体美感有重要影响。通常，男士的发际线以方、高、宽为佳，女士的发际线则是圆形较好。标准的发际线线条比较柔和，与额头连接处干净。但是由于种种原因，有些人会出现发际线过高或过低的现象，从而影响脸部整体比例。先天前额发际高的人看起来有前秃的感觉，他们会用留刘海儿或烫发的方法来盖住部分额头，掩饰过高的发际线。

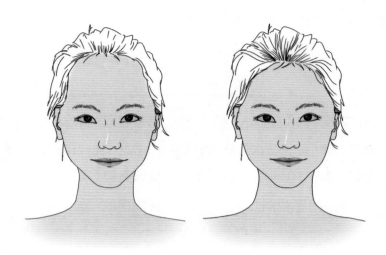

发际线过高　　　　　　　标准发际线

如何调整发际线以达到视觉上的美感？

虽然多是调整发际线的高低，但这也是需要经验与审美能力的。如果脸形较短，就需要适当提高发际线位置，起到拉长脸形的作用；如果脸形较长，那么在进行发际线移植时需要适当降低发际线的高度。

进行发际线移植前需要先请医生设计出适合自己的发际线，喜欢"美人尖"的人可以要求医生画出尖尖的形状。

发际线移植的方法及过程

针对发际线过高的情况

方法一：手术移植

在发际前的额部设计下移的切口线，切除宽约 1.5 厘米的发际前额部的皮肤，然后在头顶部的帽状腱膜下将其分离，彻底止血，再进行无张力缝合。

方法二：单株植发

在发际前的额部设计新的发际线，然后采用单株植毛发技术或柱状植毛发技术来改善发际线过高的情况。植毛发可分几期进行，头枕部是理想的供毛区。这种分期的方法毛发成活率高，但治疗周期较长。

针对发际线过低的情况

方法一：手术移植

在发际内设计上移的距离，切除宽约 1.5 厘米的发际侧头皮，分离额部及头皮两侧皮肤，再进行无张力缝合。

方法二：破坏毛囊

画出发际内做发际线提升的设计线，然后沿设计线切开头皮，在切口近端分离出头皮毛囊层，然后用剪刀或电刀将近侧毛囊破坏，止血后原位缝合。术后近端毛发会脱落。

发际线移植多久后能够看到效果？

治疗后的15～40天内，移植的毛发会脱落，新发在治疗后2～3个月内开始生长，一般的生长速度为1厘米／月。6个月后，会长出70%左右的新发，可以看到初步效果；9个月后，新发会全部长出，达到理想的效果。

接受发际线移植需要注意什么？

治疗前

①治疗前要做医学常规检查。

②治疗前一个月要停止使用生发剂。

③治疗前一周要停止使用维生素类及阿司匹林类药物。

④治疗前24小时内不可饮用过多酒精类饮品。

⑤治疗前一天晚上或当天早上要把头发洗净。

⑥治疗当日要穿开衫，以免脱衣休息时碰伤治疗部位。

⑦治疗前要少量进食。

⑧治疗者如有其他病史或正在服用药品等相关情况，要详细告知医生。

治疗后

①治疗后的几个小时内，手术区域会形成小血痂，治疗后10天内不能强行抠抓这些小痂皮，它们会在两周内自行脱落。若超过两周还未脱落，则必须去除，以防感染。

②治疗24小时后，可以到医院进行免费冲洗；第四天开始，

可以正常轻柔洗发。

洗发方法：将少量洗发水倒在手掌中，打泡后轻轻揉搓移植处的头发，然后用清水冲洗干净。不要将洗发水直接倒在移植处，也不要用毛巾用力擦头皮，只用毛巾轻轻将水吸干或用吹风机将头发吹干即可。

③饭后服用抗生素，每日3次，每次2粒，连续服用4天；当伤口有不适感时，可口服1片止疼药，每次服药间隔要超过6小时或遵医嘱。

④有少数治疗者在治疗后第三天或第四天会出现轻度水肿情况，这属于正常现象。为减轻肿胀，可以在治疗后的前三天睡觉时将头部抬高，并用冰袋敷前额及头部两侧（3~5分钟/次），但不要将冰袋敷在治疗部位。

⑤治疗后7日内应避免食用刺激性食物，禁酒，停用阿司匹林类及维生素类药物，这样可避免发生渗血情况。

⑥治疗后第十天拆线，在缝线拆除前，后枕部供发区会有轻度的紧绷感，这属于正常现象。拆线后24小时之内不要洗头。

Top 7　乔雅登注射——玻尿酸面部塑形

> **治疗时间**：40分钟　　**维持时间**：12～20个月
>
> **治疗次数**：遵医嘱进行定期微量补充
>
> **恢复天数**：1～7天　　**失败风险**：低
>
> **复诊时间**：治疗后1～2天　**疼痛指数**：★

乔雅登是什么？

乔雅登（Juvé derm）是全球市场占有率第一的玻尿酸品牌，在全球得到了众多爱美者的认可，圈粉无数。以前，很多"乔粉"为了它不远万里，专程飞往美国。2015年5月，乔雅登雅致（Juvé derm Ultra）与乔雅登极致（Juvé derm Ultra Plus）获得了CFDA认证，终于走进国门，满足了爱美者在家门口就可以变美的心愿。

乔雅登是一种全新的玻尿酸注射凝胶，经过特殊的配方和独有的专利工艺处理，采用的玻尿酸原材料通过微生物发酵法制得，拥有柔顺、平滑、均质的特性，凝胶中不含颗粒，注射后拥有自然柔滑的触感。另外，这种三维立体的凝胶基质凝聚力高，提拉塑形能力强，不易被降解，维持时间长，最高可维持20个月。

玻尿酸是一种多糖物质，它本来就存在于皮层内，能够有效锁住肌肤水分，保持肌肤弹性并维持肌肤形态。医学上采用的玻尿酸是卫生部门检验合格的非动物性稳定玻尿酸，具有黏性与弹性，不会产生排异反应，使用前无须进行过敏测试，对人体没有副作用。因此，玻尿酸可以被注射填充到真皮组织中。

注射玻尿酸有什么作用？

注射玻尿酸不仅有填充作用，还可以进行多点提拉，让面部轮廓清晰、立体。

随着年龄的增长，很多人的面部轮廓出现松弛下垂的情况，这时候可以选择与肌肤有亲密相容性的玻尿酸进行填充提拉。乔雅登玻尿酸注射可以根据年龄、松弛程度、凹陷位置的不同，调整玻尿酸注射的点数与剂量，也可配合保妥适做下颌缘的收紧，还可以配合溶脂针改变双下巴上脂肪细胞的体积，完美修正面部轮廓。

乔雅登极致与乔雅登雅致有什么不同？

乔雅登极致与乔雅登雅致都可以被注射到面部真皮组织的中层至深层部位，以纠正中度和重度的鼻唇沟皱纹，暂时性增加面部组织容量，恢复面部流畅的线条。对大多数人而言，可以通过一次注射达到抚平皱纹、丰盈皮肤的功效。

乔雅登极致与乔雅登雅致维持时间都长达一年以上，唯一不同的是治疗范围不同：乔雅登极致可隆鼻，可丰额头、眉弓、太阳

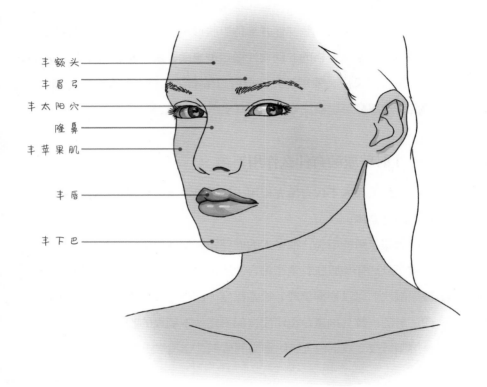

丰额头
丰眉弓
丰太阳穴
隆鼻
丰苹果肌
丰唇
丰下巴

穴、苹果肌、面颊、唇部、下巴，可修复凹陷疤痕等。乔雅登雅致适用填充的范围则是眉间纹、鼻唇沟(法令纹)、颈纹、耳垂等。两者各有所长，也可以配合使用，注射在不同的皮肤层次，起到不同作用，以达到完美效果。

乔雅登注射的治疗过程

Step 1 洁面，拍照

接受治疗者需要先洁面，并保持纯素颜的状态请医生或护士为自己拍照，以便与治疗后的状况对比。

Step 2 麻醉

进行面部消毒后，敷麻膏15～20分钟。

Step 3 治疗，塑形

医生开始注射，可边注射边塑形。

Step 4 调整塑形，修护

注射完成后，医生需要根据设计方案做最后的调整塑形，然后为接受治疗者涂抹修复产品。

注射乔雅登时疼吗？

注射时有针刺的感觉，注射中或注射后可能会有一些不适感，但乔雅登药剂内含麻药并配有非常细小的针头，这些都可以在很大程度上预防并减轻疼痛。如果治疗者对疼痛十分敏感，可在注射乔雅登前局部注射麻醉剂或用神经阻滞麻醉来缓解疼痛。

注射后是否会出现不良反应？

乔雅登玻尿酸从2000年开始被欧洲用于医学美容治疗，2006年6月，被FDA批准使用，长期的临床经验保证了治疗的安全性。

注射乔雅登后，可能会出现短期反应，主要包括肿胀、发硬、触痛、肿块、发红、瘀青和瘙痒等。这些大多数为轻度或中度反应，持续时间短，所有反应均能在一周内自行消失，无须采取治疗措施。

哪些人不能注射乔雅登玻尿酸？

①有严重过敏反应、过敏史或多发性过敏史的人。

②有革兰氏阳性细菌蛋白质过敏史的人。

③未经过面诊的人。

④孕妇、哺乳期女性和18岁以下的人。

⑤有瘢痕疙瘩、增生性疤痕以及色素性疾病的人。

⑥正在接受免疫抑制剂治疗的人。

⑦正在使用能延长出血时间的药物，如阿司匹林、非甾体消炎药和华法林的人。

注射乔雅登需要注意些什么？

注射前

①受治疗者必须在经过面部评估后，让医生选择合适的剂量与部位进行注射。

②必须由受过乔雅登注射培训的医生进行注射。

③进行紧致提升类治疗前需要与医生沟通，了解预期效果及术后保养方法，然后经专业医生面诊才能决定是否适合该类治疗。

④如果在注射乔雅登的同时还要做其他医美项目，如激光治疗、肉毒素注射等，需要咨询专业医生。

注射后

①乔雅登注射提升治疗的保持效果一般为12～18个月，最高可达20个月，建议遵照医嘱进行定期的微量补充，以延长提升效果。

②在接受治疗后的24小时内，进针点不可沾水，受治疗者应避免剧烈运动，避免与阳光或热源的过度接触，避免接触酒精。

③治疗后一周内进食要清淡，不可饮酒，忌海鲜等发物。

Top 8　童颜针——回到"胶原时代"

治疗时间：40 分钟　　　　**维持时间**：25 个月

治疗次数：1 ~ 3 次　　　　**失败风险**：低

恢复天数：3 ~ 14 天　　　　**疼痛指数**：★

复诊时间：治疗后 30 天

童颜针是什么？

Sculptra 3D 聚左旋乳酸俗称童颜针，是目前医美治疗中较新颖的项目。一位皮肤科医生在吸收式缝线周围的组织发现有胶原蛋白新生的现象，于是想出了这个可以使人"回春"的治疗方式。

3D 聚左旋乳酸是一种与生物相容性高，且能被生物体自行分解代谢的物质，呈微粒粉末状。不同于以往单纯填补的注射治疗，童颜针是利用注射的方法，在真皮层、皮下层及骨膜上方填补流失的胶原蛋白，立即显现填充效果，并在肌肤组织中引发轻微炎性反应，促进胶原蛋白再生，强化皮肤结构，以填平皮肤凹陷、皱纹，改善肤质和脸部轮廓线条。因此，童颜针也被称为液态拉皮。

童颜针的效果能维持多久？

肌肤深层需要一段时间来慢慢增生胶原蛋白，所以童颜针的治疗效果会在治疗一个月后初步显现。注射后的4～6周内，松垮的脸部组织得到修补，细纹会慢慢减少。这时，肌肤深层还会持续增生胶原蛋白，使治疗者慢慢地变年轻，3～6个月后效果会更加明显。童颜针的治疗效果可维持25个月甚至更久，但由于每个人的体质与生活习惯不同，治疗的进度及持久度也会因人而异。

童颜针适用于哪些情况？

童颜针是渐进式的从根本上改善肌肤老化问题的方法。它被注入皮肤后，能迅速刺激体内胶原蛋白的合成，有效改善皱纹、泪沟、双颊凹陷、法令纹、木偶纹等肌肤问题，还能提拉下颚线条，填补太阳穴凹陷，达到3D雕塑效果。

注射童颜针需要注意什么？

注射前

①受治疗者应明确地把过敏病史、免疫状况以及服用药物情况告诉医生。

②注射前应与医生多沟通，请医生根据自己的身体状况、治疗部位，调整注入童颜针的剂量、浓度与深度。

③注射前3天，建议使用医生配给的口服消炎药及修护药膏，还可搭配适合的产品增进肌肤保湿及修复能力。

注射后

①注射后，皮肤会出现暂时性的肿胀、凸起并轻微发红，一般会持续3～7天，可以通过冰敷减退红肿。若有瘀青，则会持续7～14天。

②注射后建议口服胶原蛋白，增加皮肤的保湿能力及柔软性，并提高脆弱肌肤的修复能力。

③注射后应以"555"的原则按摩注射部位，也就是每天按摩5次，每次5分钟，连续按摩5天。

④选择温和不刺激的洁面产品，勿用颗粒型洗面乳或磨砂膏，勿用力摩擦脸部。

⑤注射后3～7天内应避免使用刺激性保养品，如含有美白左旋C、酒精、香料、果酸、A酸、水杨酸、壬二酸等成分的保养品。

⑥注射后7天内勿剧烈运动，勿蒸桑拿、洗蒸气浴、泡温泉，勿用过烫的水洗脸及热敷。

童颜针注射可以搭配其他项目一起做吗？

童颜针注射的位置主要在骨膜上层、真皮深层及皮下组织层，与其他注射治疗冲突不大，可配合肉毒素、玻尿酸或者各式激光以及脉冲光治疗。另外，童颜针还可以和PRP（自体生长因子注射）或电波拉皮搭配治疗，刺激胶原蛋白增生。

Top 9　4D钻石线雕——减龄"神器"

治疗时间：60 分钟	**维持时间**：3 ~ 5 年
治疗次数：1 次	**失败风险**：低
恢复天数：1 ~ 2 天	**疼痛指数**：★ ★
复诊时间：治疗后 7 天	

什么是线雕？

随着年龄的增长及胶原蛋白的流失，皮肤的支撑力降低，会出现下垂和各种皱纹。要改善这种老化的状态，使外表看起来年轻，重点是改善额头与眼尾的松弛与下垂，同时使苹果肌复位、嘴边肉消失、颈纹消除、轮廓线明显，这样才会显现青春气息。

传统处理皮肤松弛老化的方法主要是手术，除了要把多余、松弛的皮肤割除，还要重新将不同层次的皮肤组织提拉缝合，这种方法会在耳前留下疤痕。

新一代技术已进步到能运用各种不同的线材去做拉皮，因部位不同，所需要的线材也不一样，长度也不同，这就是线雕技术。例如：下脸（嘴边肉）与眼下细纹所需要的拉力是不一样的，下脸需要的拉力比较强，要使用较粗的线材，而眼下细纹使用的线材则比较细。

4D钻石线雕是运用各种复合式线材，针对不同部位，将不同拉力与不同的钩形线材埋在皮肤里面。这些线材是由可以刺激胶原蛋白增生的聚左旋乳酸制作的，能够诱发轻度急性反应，激发皮肤细胞启动自我修复程序，促使干细胞、血小板聚集，并释放出各种生长因子。再加上线材特殊的设计，可以让下垂的脸形立即紧致提升。简单来说，4D钻石线雕就是运用不同的技巧，产生加倍的拉力，达到拉皮的效果。并且，4D钻石线雕的注射剂可注射于脸部皮肤的不同层次、深度，解决皱纹、松弛、凹陷、轮廓和骨架形态等不同问题。除了补充胶原蛋白，做完4D钻石线雕后肤质也会自然变好。

4D钻石线雕用的究竟是什么线，安全吗？

4D钻石线雕用的是聚左旋乳酸（poly-l-lactic acid）线材。这是一种可吸收的外科缝线材料，临床使用已经超过30年，即使大量使用于人体也不会有毒性。植入的线材在6~8个月内会被人体代谢掉，不会留在体内。

市面上最新的"舒颜萃"是什么？

舒颜萃（SCULPTR）也是一种聚左旋乳酸植入物，在医学上已被广泛使用，如可吸收的羊肠线就是这种材质的。近年来，它被用于医美，因为它植入人体后产生的应激反应会使胶原蛋白增生而达到抚平皱纹和填补凹陷的作用，是目前最好、最安全、最有效的产品之一，很适合不希望被人发现做过微整的人使用。

4D钻石线雕效果可以维持多久？

一般情况下，在注射后的1~3个月内，聚左旋乳酸线材会刺激皮肤胶原蛋白慢慢增生，效果自然渐进，其长期效果可维持3~5年。

做4D钻石线雕疼不疼？

埋线之前，医生会在需要治疗的部位注射局部麻药，将疼痛感降到最低，大部分治疗者在埋线过程中没有感觉。埋线后，可能会出现微微的酸疼感，持续3~5天。埋线的伤口只有针孔大小，一两天即可恢复。

做完4D钻石线雕后可能有哪些不良反应？

少数人，如血管较脆弱、皮层较薄的人，可能会有些瘀青，这属于正常现象，3~7日内会消失，不需要特别护理。

由于线材将松弛已久的皮肤、肌肉拉紧，必然会使皮肤、肌肉收缩而略有肿胀，这也是胶原蛋白增生的证据，不必惊慌。

4D钻石线雕还可以搭配哪些项目？

①自体生长因子注射：可增加皮肤光泽度与润泽度，并作为胶原蛋白增加的辅酶，促使胶原蛋白更快、更多地增生，从而使4D钻石线雕的紧实提拉效果更佳，还可同时改善颈纹、眼下细纹、毛孔粗大、斑点等问题。

②脸部吸脂：帮助脸部做整体塑形，改善因老化造成的双下巴、嘴边肉问题。

③脸部补脂：增加脸部立体度，改善苹果肌、泪沟、法令纹凹陷等，脂肪中的干细胞也可使肌肤恢复青春面貌。

④眼部整形：恢复迷人电眼，改善因老化造成的眼袋、眼皮下垂等问题。

做完4D钻石线雕应该注意些什么？

①避免用力挤压注射部位。

②洗脸时勿用力搓揉或摩擦皮肤。

③若感到不舒服，可持续冰敷。

④治疗后的前3天要配合使用医生调配的消炎止疼口服药。

⑤注射后两周内，禁止做脸部去角质护理及夸张表情。

⑦若有其他反应请立即复诊。

赵医生专访

重返少女肌，每个年龄我都深爱

每天在诊所工作，总会遇见很多诉求不同的女性。有 18 岁的女生要祛痘，有 28 岁的新妈妈要祛斑，更有 38 岁、48 岁的熟龄女性要紧致抗松弛。她们清晰地了解自己美在哪里，也更加知道要改善什么。而我的任务就是帮她们减少瑕疵。不仅如此，我也在和她们学习从不和自己妥协，努力要更完美、更精致的心态。

其实，在我看来，年龄只是一个数字而已，每个年龄段都是人生必然经历的阶段。在每一个阶段，我们都会拥有更多的经历和阅历。所以，我们应该感谢年龄，而不是抱怨它。

为什么有些人总是那么优雅？

经常会听到人们在谈论某个女生的时候情不自禁地说"她是'女神'级的""我超喜欢她"这类话语。相信我们每个人心目中都有自己的"女神"，她是谁也不能比拟、不能超越的。那我们口中的"女神"，到底又是何方神圣呢？她们有什么共同特点呢？

我想，最起码，她们的共同点是肌肤白皙透亮、肤色均匀，毕竟肌肤的质感会直接影响一个人的视觉感受。其次，她们不会允许自己变老。无论什么时候，她们都要让自己慢慢地、优雅地步入 30 岁、40 岁、50 岁、60 岁……优雅地享受人生每一个阶段。

其实，一个人的肌肤状态也是他生活习惯的反映。不规律的生活作息和过大的精神压力会毫无保留地表现在面容上，色斑、细纹、肌肤暗沉等问题，都是这样来的。

想要"女神"般的从容、优雅，你要先学会让自己变得平静，调整自己的生活习惯，改变自己的饮食结构，让自己由内而外地闪光。

"小姐姐"对于您来说，到底是个怎样的概念？

其实每个女人都一样，随着年龄的增长，会越来越在意别人眼中的自己到底是什么模样，会思考"美女""阿姨""小姐姐"这些称呼，到底哪个属于自己。在我看来，很多人对于"小姐姐"的喜爱已经大于"美女"了，因为"美女"总是出现在被销售人员"套路"的时候。

作为"小姐姐"，我认为首先要有看起来光滑、净白无瑕的少女肌，虽说微调五官可以让面容变得更加立体好看，但如果面部肌肤黯沉、痘印色斑严重，就算化妆遮盖，也无法在人群中脱颖而出。

想要重返少女肌该怎么做？

改善面部肌肤问题，一方面可以使用护肤品，另一方面就是要通过医美项目来治疗了。

现在，很多护肤品牌都主打"亮白肤色、抚平细纹、淡化色斑、细嫩肤质"这些功效，所以很多女生每年都会花费"巨款"来购买护肤品，但想要涂抹类产品的效果明显出现在脸上是需要一段时间的，甚至可以说是需要很长一段时间的。

在等待的过程中，我建议大家尝试一下光电类的美容仪器，这对于解决肌肤的各种"疑难杂症"是很有效的。我最近就尝试了刚刚进入中国的Pico Way超皮秒，这个项目可是开启了皮秒激光的新纪元呢！

超皮秒真的可以让人直达好肌肤吗？

是的，其实跟皮秒仪器一样，超皮秒也是通过激光光束把皮肤内的色素击碎，然后由人体代谢排出体外的，但超皮秒拥有超短的脉冲持续时间，能为患者带来更舒适和有效的体验。

以往我们治疗皮肤问题的时候，需要结合多种激光一起做才能达到较完美的效果。而Pico Way超皮秒的一次治疗就能同时改善多种面部问题，对于改善色斑、去除细纹、美白嫩肤、提亮肤色、改善肤质、去除文身等有着显著的效果。临床证实，一次超皮秒治疗平均可清除67%的色素斑。

睡眠充足也可以提升气色，这是真的吗？

首先，睡眠对气色是有百利而无一害的。

我平常都是早睡早起，有规律作息。不忙时，我一般晚上10:00就躺下，10:30前会睡着，早上6:50自然醒，过5～10分钟，等身体也"醒"过来了才会下床。有规律的睡眠使我在长期从事高负荷工作的同时，还可以把皮肤和身体保持在一个很好的状态。

但是，不一定睡得多气色就好，面部红润与皮肤含有的胶原蛋白的多少也有很大的关系。

随着年龄的增长，胶原蛋白会逐渐流失。女性在20岁时，胶原蛋白便已经开始流失，含量逐年下降；25岁则进入流失的高峰期；40岁时，含量不到18岁时的一半。在皮肤的表皮层和真皮层，胶原蛋白的流失会造成细纹和松弛；在皮下筋膜层，胶原蛋白的流失会造成肌肉、脂肪下垂。所以，想要保持好的气色，还是要适当地补充胶原蛋白的。

前一天熬了通宵，第二天还有重要工作，如何保持好精神？

熬夜后的第二天一定不要懒床！否则身体里的褪黑素会分泌更多，让你一整天都昏昏欲睡、没精神。如果熬夜，我的建议是睡前的补救保养法要得当。

①重视晚睡前的晚餐

皮肤在得不到充足睡眠的情况下会出现营养过度流失的情况，在晚餐时多补充一些含维生素C或胶原蛋白的食物，有利于皮肤恢复弹性和光泽。

②晚睡却不晚洗

晚上9：00至11：00是人体淋巴排毒时间，也是晚间肌肤保养的最佳时间，所以晚上9点前洗澡比较好。即使皮肤在下一个阶段不能正常进入睡眠状态，也要尽量早洗，做好皮肤的卸妆清洁工作，及时为肌肤补充养分与水分之后再接着熬夜工作！

③给足充沛的水分

熬夜时，应保持室内空气通畅，湿度适中。如果无法改变身处的环境质量，就要适时用保湿喷雾给肌肤补充水分；如果已经做好脸部清洁，就要使用含有充足水分和养分的乳液。

我们改变不了年龄，但我们可以改善自己的肌肤状态。熟龄肌本来就不再像少女肌那样容易"打理"，与其坐在家里感叹时光易逝，不如出门寻找方法做出改变。每一个爱美的你，都有权利在任何一个时刻遇见最好的自己，不再拘泥于外界的因素和年龄的限制。

不过最后还是要提醒大家，目前医美市场发展迅速，医生的水平、仪器设备的质量参差不齐，大家在挑选医疗机构时要睁大眼睛，毕竟用在脸上的东西是不能大意的。

二、10个朋友圈最受追捧的医美项目

即便不是明星，普通人也有一颗追求美丽的心。下面就为大家介绍10个最受欢迎的入门级微整项目。

新的变美方式已经改变了我们对于整形的传统认识，"午休式美容"不仅方便快捷，还有大量实践案例为我们保驾护航。

你的朋友圈里肯定也有人按捺不住，早就做了尝试，不信翻翻看，朋友圈里的她是不是越来越美了呢？

Top 1 瘦脸针——不开刀变小脸

治疗时间：10 分钟　　　　　维持时间：永久

治疗次数：3 ~ 6 个月 / 次，3 次　　失败风险：低

恢复天数：不需要　　　　　　疼痛指数：★

复诊时间：治疗后 14 天

瘦脸针是什么，效果怎么样？

生活中，有很多人看起来脸大，其实是由咬肌过于发达导致的。对这种情况，他们既不用做削骨手术，也不用做面部吸脂，只靠瘦脸针就能实现小脸的愿望。其实，生活中70％的大脸都可以靠瘦脸针变成小脸。

瘦脸针即A型肉毒素针剂，采用肉毒杆菌注射的方法，作用于肌肉组织。肉毒素有神经阻断作用，可以用来解决咬肌肥大问题，尤其对肌肉型的国字脸效果明显。但一些颧骨较宽的人在变成瓜子脸后，脸形会有倒三角的感觉，效果可能不如预期。这类人需要在两颊注射填充物，增加两颊组织的饱满度，并对下巴做出调整，强化脸的下半部分的长度比例。

另外，咀嚼习惯可能导致注射后脸的两侧有轻度不对称，还

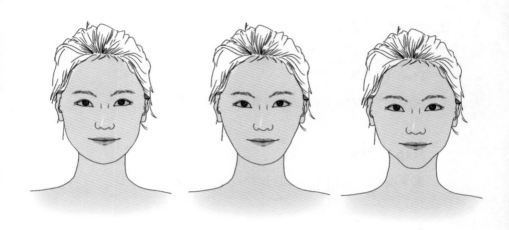

注射前　　　　　　　注射后1个月　　　　　　注射3次后

有少数人可能对药物不敏感，导致效果不明显，所以注射两周后应复诊。

　　注射瘦脸针后，脸形是可恢复的，因此一般在3~6个月之后还需要再次注射才能维持效果。一般情况下，3次注射之后效果便能持久稳定。

注射肉毒素后可以怀孕吗？

　　注射肉毒素后的6个月内要避孕，如果在治疗后的6个月内意外怀孕，需要咨询专业医生的意见。肉毒素属于毒麻药类药品，注射后代谢不干净就怀孕存在致畸风险。

注射瘦脸针的治疗过程

Step 1 清洁

医生及护士对治疗部位进行清洁。

Step 2 消毒

医生及护士对治疗部位进行消毒，通常需要1~2分钟。

Step 3 标记

进入专门的注射室等待注射。在此期间，医生会根据受治疗者的面部情况做出分析，然后用标记笔在面部标记，以便在注射过程中找准注射点。

Step 4 注射

注射过程共需要10分钟左右，具体时间视情况而定。

在注射咬肌时，受治疗者需要用力咬合两侧的牙齿，以便医生更容易找准注射点，使药物更好地发挥作用。

在注射眼部皱纹时，受治疗者需要使劲微笑，医生根据微笑时产生的细纹对眼部进行局部注射。

市面上哪些肉毒素品牌是安全的?

市面上安全的肉毒素品牌有两种:

衡力

所属国家:中国。

厂商名称:兰州生物。

认证情况:CFDA,KFDA。

保妥适(Botox)

所属国家:美国。

厂商名称:Allergan。

认证情况:CFDA,FDA,CE(Conformite Europeenne,欧盟市场的强制性认证标志,表明产品符合欧盟《技术协调与标准化新方法》指令的基本要求)等。

打完瘦脸针后有后遗症吗?

如果不损伤脸部的神经和重要血管,并按照医生要求进行保养,打瘦脸针是不会有后遗症的。

注射完瘦脸针后,注射位置的皮肤会有略微红肿的现象,其后的几小时就可以消退,只有极少数人才会有轻微瘀血现象,不过也会很快消退。皮下纤维的紧缩会造成脸部绷紧的感觉,这属于正常现象,不必担心。

瘦脸针可以和什么项目配合进行？

打完瘦脸针后，脸部的皮肤会显得松弛，可以配合肉毒素注射下颌缘、胶原蛋白埋线、提升仪器等，使松垮的皮肤收紧。

按摩瘦脸可靠吗？

从生理解剖构造来看，脂肪和脂肪之间是有隔板的，所以不管怎样按摩推挤，脂肪都不可能凭空消失。按摩后有脸部变小的感觉，是因为水分被推走而产生的短暂效应，很快又会恢复原状的。

另外，也有人表示多做脸部运动可以瘦脸，其实这是因为有些人的大脸是由脸部肌肉松弛导致的看起来松垮，所以适当锻炼脸部肌肉是有可能让脸看起来结实而"变小"的。但也要小心，过度锻炼会使脸部肌肉变得粗壮，并且这种方法对于非肌肉松弛型的大肥脸是没有效果的。

Top 2　水光针——补水效果胜过N张面膜

治疗时间：40 分钟　　　　**维持时间**：1 年

治疗次数：1 个月 / 次，3 次　　**失败风险**：低

恢复天数：3 天　　　　　　**疼痛指数**：★★

复诊时间：不需要

水光针的补水效果真的这么好吗？

水光注射兴起于韩国，是集补水保湿、美白提升、改善细小皱纹于一体的高端皮肤美容方式。它采用负压技术，可精准地深入真皮层，将肌肤缺失的营养物质注入皮下。

由于水光针的设备有LED显示屏，可实时调节注入量及深度，既不会浪费玻尿酸等营养物质，也不会使注入的物质不均匀，所以注射后面部肌肤会变得水润光滑。

相比面膜仅在皮肤表皮补充水分，水光针是在真皮和表皮中间的层次补充水分，能增强皮肤的弹性，产生敷多少片面膜都达不到的效果。

水光针注射的效果可以维持多久？

　　水光针注射枪将含有修复型胶原蛋白、透明质酸、PRP、肉毒素等营养物质的配方输送到真皮层，它们与细胞发生水合作用，促进血液微循环以及皮肤对营养物质的吸收。由于营养物质自身也会不断被稀释和吸收，所以水光针注射的效果能维持的时间是有限的。一般来说，肤质干燥、疏于保养的人可以维持的时间较短，在3个月左右。但是，连续进行3次水光针注射，每次间隔一个月左右，就是完成了一个疗程，这样的效果可以维持大约一年的时间。

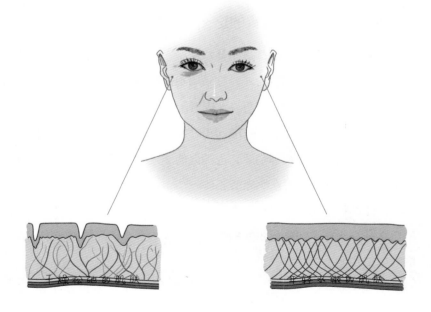

水光针注射的治疗过程

Step 1 洁面，拍照

接受治疗者需要先洁面，并保持纯素颜的状态请医生或护士为自己拍照，以便与治疗后的状况对比。

Step 2 麻醉

在面部敷麻膏20分钟，然后清洁干净。

Step 3 治疗

医生用水光针仪器在治疗部位进行施打或者注射药液。

Step 4 冷敷，修复

注射后冷敷修复面膜15分钟，然后涂抹修复产品。

敏感肌肤可以注射水光针吗?

可以，但是满脸起脓包或者处于炎症期的人是绝对不可以做水光针注射的。因为水光针中的肉毒素会抑制汗腺分泌，正在炎症期的人如果打了水光针，炎症就可能扩散到其他地方，加重损伤。

注射水光针后皮肤变干是怎么回事？

打完水光针的3～7天，皮肤确实会变干，这是因为水光针打开了皮肤通道，暂时破坏了皮肤的屏障功能，所以会有短期缺水的现象。但这个现象会很快恢复，不必惊慌，只要在治疗后的3天内敷专业医用补水面膜，7天之后注射效果就会显现出来。

注射水光针后要注意什么？

①注射后24小时内，针眼处不要沾水。

②注射24小时后，可用清水洁面，敷医用面膜和医用修复类的水、乳液。

③注射后要注意防晒，出门前一定要涂抹防晒霜。

④注射后一星期之内绝对不能饮酒，不能按摩，不能蒸桑拿，也不能进行剧烈运动。

Top 3　泪沟填充——拒绝显老

治疗时间：40 分钟（玻尿酸注射）；60 分钟（脂肪移植）

治疗次数：遵医嘱（玻尿酸注射）；1 次（脂肪移植）

恢复天数：3 ~ 7 天

复诊时间：治疗后 3 ~ 6 个月

维持时间：12 ~ 18 个月（玻尿酸注射）；永久（脂肪移植）

失败风险：低

疼痛指数：★（玻尿酸注射）；★★★（脂肪移植）

泪沟的产生是不可避免的吗?

泪沟指眼袋下方内侧的纹路，因为像流泪时眼泪流过的渠道，所以称泪沟。出现泪沟的常见原因是天生或后天老化带来的眼眶隔膜下缘的软组织萎缩、下垂。此外，黑眼圈较严重也会令泪沟显得较为明显。有的人的泪沟甚至可延伸到脸颊。

由于泪沟的凹陷与周围皮肤的对比，下睑组织看起来会有些臃肿、凸出，很容易被认为是眼袋，但其实那只是泪沟变深带给人的错觉。有的泪沟是因为在下眼眶的皮下组织跟眼眶之间有比较强的纤维组织拉着，当眼袋出现时，它就会被挡在眼眶的边缘，显得凸的地方更凸、凹的地方更凹。

泪沟一般是先天的，眼部皮肤较薄的人常常比一般人更明显。但泪沟通常在年轻时不会很明显，这是因为年轻人的皮下脂肪较丰富，皮肤也较紧绷，所以只会有隐约的轮廓。但随着年龄的增长，皮下脂肪日渐萎缩，皮肤会变薄并因弹性降低而下垂，下眼皮内侧的泪沟就会变得很明显，同样，眼袋也就这样显现出来了。

消除泪沟的方法有哪些?

玻尿酸注射

玻尿酸注射是消除泪沟最安全、最有效、最直接的方法。注射玻尿酸时，要特别注意眼球部位，若注射位置错误会让眼压升高产生不适，若只打在表皮层则容易出现细微的瘀青，只有近骨膜注射才较为自然，也较不易有瘀青出现，但仍要考量个人脸部状况来决定注射位置。

一般情况下，注射后脸部外观并无特别之处，瘀青在3~7天内可恢复。玻尿酸分子的大小应视泪沟的深浅来决定，深的泪沟可采用大分子玻尿酸注射，注射的位置也可以深一些，通常不易产生瘀青；浅的泪沟应选用小分子玻尿酸，这样会显得自然不突兀。注射后冰敷可以缓解瘀青并加速恢复，但不要用力按压。

自体脂肪填充

消除泪沟时，要先看看眼袋是否要处理，如果没有眼袋问题，可以用身体其他部位的脂肪来填平它；如果有眼袋要处理，可以在做眼袋手术时同时处理泪沟，并且可以用眼袋部分的脂肪来填补泪沟处的凹陷。

对于25～30岁之间产生的眼袋和泪沟，最好的解决方法就是释放眶内脂肪消除眼袋，同时处理释放出的脂肪，并移植到泪沟处进行泪沟填充。

自体脂肪移植消除眼袋和泪沟最大的好处就是两个手术可同时进行，切口小、不易被发现，而且效果持久，价格也较便宜。但此手术对医生的技术水平要求很高。在进行泪沟填充时，因为自体脂肪会被身体吸收一部分，所以脂肪量的把握是很重要的，多了会造成眼部皮肤不平整，少了则起不到作用。

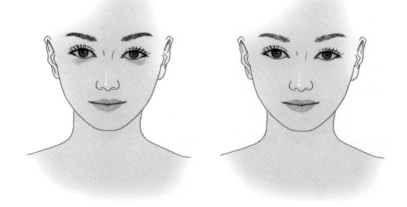

填充前　　　　　　　　　　　填充后

注射玻尿酸填充泪沟需要注意什么？

①注射玻尿酸后，不要用力按压注射部位，以免影响效果。但如果3天后还有暂时性的不平，可以轻微按摩注射部位。

②注射后24小时内要避免注射部位碰水或者是脏物，以免造成治疗部位的感染。

③一次注射未必能达到满意效果，要遵照医生的建议再次进行玻尿酸注射。

④注射后应尽量吃清淡的食物，避免吃辛辣刺激的食物。

自体脂肪移植应注意什么？

移植前

①受治疗者要做全身检查，确保身体健康。

②不要吃阿司匹林类及抗凝血类的药物。

③女性应避开月经期，选择非经期时间进行移植。

④移植前要禁止吸烟、饮酒。

移植后

①移植后应避免伤口沾水，要随时保持伤口清洁，如有血痂或者分泌物渗出，要用生理盐水轻轻擦掉。

②移植后禁止涂抹化妆品。

③移植后禁止食用辛辣、刺激性食物及海鲜等发物。

④移植后禁止吸烟、饮酒。

Top 4 注射隆鼻——不开刀修饰脸形

治疗时间：40 分钟　　**维持时间**：6 个月

治疗次数：1 次　　**失败风险**：低

恢复天数：不需要　　**疼痛指数**：★

复诊时间：不需要

鼻子对面部整体形态有什么影响？

鼻子是对面部立体度影响最大的器官。鼻子的形态由支撑鼻头支架的构造决定，主要包括鼻翼软骨内、外侧角和穹隆部，鼻侧软骨，鼻中隔软骨部。鼻子位于脸部中间，虽然所占面积不大，但是能够影响整张脸的立体度。

隆鼻能带来令人意想不到的改变，会让五官更明显，全脸看起来有变小的视觉效果。在山根位置注射的人，由于注射后眼距变小，还会产生眼睛变大的视觉效果。虽然注射隆鼻的改变仅在方寸之间，但其带来的美丽加分程度却很高。

常见的鼻子问题有塌鼻子、鼻梁不直、外伤修补等几种，求诊的年龄范围也非常广。由于注射的针头微小，注射后不会有特别的伤口，所以很多人注射后整体变美，但外人却无法指出是哪里不同，这也算是一种极低调、不易被察觉的微整方式了。

注射隆鼻比隆鼻手术好在哪儿？

手术隆鼻采用植入假体的方式改善鼻子形态，但有很多人并不愿意接受这种创伤性很大的方式。而注射隆鼻的治疗过程快，注射后的填充物可与组织相融，安全性更高、效果更自然。

注射隆鼻的原理与手术隆鼻的原理差不多，都是通过往鼻子的皮肤组织里填充物质达到隆鼻效果，但不同的是，注射隆鼻不需要切开鼻子的皮肤组织，仅通过针剂注射的方式就能达到填充效果。

注射隆鼻的填充物是什么？

注射隆鼻的填充物以玻尿酸为主，但如果是填充鼻梁，微晶瓷也是相当不错的选择。

注射隆鼻一般注射在什么位置？

注射的位置要根据鼻梁的情况调整，有些鼻梁凹陷的人，除了会在山根部位注射，还会顺便填补凹陷，让整个鼻梁看起来更自然。鼻梁也有粗细之分，有些女生只希望鼻梁凸起，看起来有"一条线"的效果，但有些男生则要求线条粗些，看起来较有霸气。但如果脸很圆却有很粗的鼻梁，会让人看起来显得笨重。

隆鼻后就不用再做开内眦（眼头）的手术了吗？

隆鼻使山根变高，确实会让内眦稍微近一点儿，有开眼头的效果，但效果有限，对于只需要开一点儿内眦的人或许有帮助。如果是有严重蒙古褶（内眦赘皮）的人，即使把鼻子垫得再高也没用，还是需要手术开内眦才能有放大眼睛的效果。

注射隆鼻前需要注意什么？

①选择一家正规的医疗机构，不要贪图便宜而到一些非法美容机构，因为注射隆鼻需要很高的技术水平，选材也需要通过国家质检认证，例如玻尿酸以瑞蓝、乔雅登等品牌为主。

②注射隆鼻前，面部不能有任何带细菌的病灶，如毛囊炎、疖肿、痤疮、急性眼部炎症、鼻窦炎、鼻炎、鼻前庭疖等。

③注射隆鼻的前一天要洗澡，当天接受治疗前要用肥皂洗去面部污垢和油脂，尽量减少细菌。

④注射隆鼻前应剪鼻毛并清洁鼻腔。隆鼻前鼻子有别的疾病的，可能会导致隆鼻后感染或影响伤口愈合，需要提前告知医生。

⑤孕妇最好不要接受注射隆鼻，否则可能对胎儿产生不良影响。

⑥女性月经期间不能接受注射隆鼻，否则可能会造成术后感染。

Top 5　激光脱毛——我要光滑肌肤

治疗时间：根据治疗面积而定	**复诊时间**：不需要
治疗次数：60 天 / 次	**维持时间**：60 天
恢复天数：不需要	**失败风险**：低
疼痛指数：★ ★ ★ ★（激光）；★（半导体激光）	

对身体所有部位的激光脱毛的方法是一样的吗？

一般情况下，要根据身体不同部位选择不同的脱毛方式和仪器。医生会根据个人脱毛部位和体质情况制定脱毛方案，充分利用多种手段配合治疗，以达到完美的脱毛效果。

有效的激光与光子脱毛术是利用毛囊中黑色素吸收特定波长的光，使毛囊发热，从而选择性地破坏毛囊这个原理进行脱毛的。同时，脱毛仪发出的热量可以经由毛干截面传导至毛囊深部，使毛囊温度快速升高，从而达到在避免损伤周围组织的同时去除毛发的效果。但是这种方法对特异性毛发（毛发颜色浅的部位，如女性唇毛）的脱毛效果不好，疤痕体质者使用也容易产生疤痕。并且，这个方法不可以用于肤色较黑的人，因为他们接受这个治疗时疼痛感会很强。如有以上这些情况，可选择半导体激光脱毛，它的特点是疼痛感小、无损伤，适合大面积、长时间的脱毛。

激光脱毛

适合：部位深、毛发粗的局部，尤其对难度较大的发际线、比基尼线的脱毛更具优势。

不适合：特异性毛发，疤痕体质及深黑肤色人群。

疼痛感：较强。

Lightsheer 半导体激光脱毛

适合除黑人外的任何肤色的人，适合各种毛发，更适合大面积、长时间的脱毛。

疼痛感：弱。

激光脱毛可以通过一次治疗完成吗？

人体毛发生长周期分为三个阶段：生长期，退行期，静止期。只有处于生长期的毛发才能被有效地去除，所以一些医美机构宣称能够一次性完成脱毛是不可能的。一般来说，有效的治疗应在治疗后的 1 个月内基本没有毛发生长，接受治疗的间隔周期应为两个月左右。

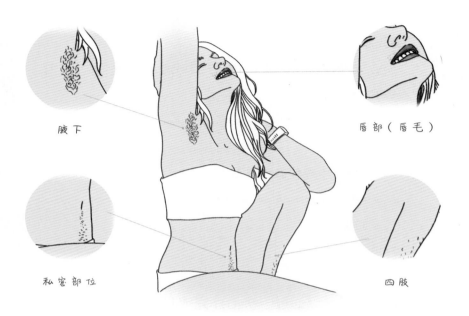

腋下

唇部（唇毛）

私密部位

四肢

接受激光脱毛需要注意什么？

治疗前

①脱毛前不要用蜜蜡、脱毛膏等产品自行脱毛。

②脱毛前要清洗和消毒脱毛部位。

③脱毛前可以用毛巾包上冰块，冷敷在脱毛部位以减轻疼痛感。

④脱毛前应用酒精消毒，并在脱毛的部位涂一些有消炎作用的药膏，以防引起毛囊炎。

⑤脱毛前要了解脱毛的原理，知道需要治疗的次数及每次治疗

的时间间隔。同时还要了解禁忌事项以及可能有的风险和副作用，消除对仪器的恐惧心理。

治疗后

①脱毛后用冰袋冷敷20分钟左右，并将具有镇定舒缓作用的修复产品涂抹在治疗部位。

②脱毛后可能产生轻微红肿、皮肤敏感及热或痒的情况，感觉疼痛时也可冰敷。

③接受面部脱毛后，3~7天内应用冷水洁面，不要搓拭有结痂的部位。

④脱毛部位要避免用热水烫洗或用力擦洗，清洁后不能残留化妆品。

⑤不要食用辛辣等刺激性食物，不要食用海鲜等发物和光感性蔬菜，如芹菜、菠菜、香菜、白萝卜等。

⑥治疗后要保证皮肤不脱水，脱水容易引起皮肤出血。

⑦治疗后两个月内，不要使用含激素的功能性化妆品或药物。

⑧治疗后3个月至半年内要避免日晒，并将医生指定的防晒乳液涂于患部。若医生没有指定产品，可用SPF（防晒指数）值大于30的防晒霜。

激光、半导体激光脱毛的治疗过程

Step 1 清洁，拍照

医生或护士在治疗部位备皮并将其清洁干净，之后拍照，以便与治疗后的状况对比。

Step 2 戴眼罩

医生或护士给接受治疗者佩戴护目眼罩，并交代接受治疗者在治疗过程中一直闭好眼睛。

Step 3 治疗

利用仪器，开始激光或者半导体激光脱毛。

Step 4 冷敷，修复

如果选择激光脱毛，治疗后要冷敷20分钟，然后涂抹具有镇定舒缓作用的修复产品。

Top 6 射频——除皱减龄，胶原满格

治疗时间：20 分钟   维持时间：2 ~ 3 年

治疗次数：30 天 / 次，2 ~ 3 次

恢复天数：不需要   失败风险：低

复诊时间：不需要   疼痛指数：★★

射频是什么？

胶原蛋白充盈会让人看起来更年轻，但是胶原蛋白会随着时间逐渐流失，那么如何补充胶原蛋白呢？一定得通过注射的方式吗？不是的，射频 RF 就可以做到不动刀、不打针，让胶原蛋白再生。

射频在除皱等面部年轻化方面的应用被称为"电波拉皮"或"冰电波拉皮"。射频除皱是通过射频治疗仪发出无线电波穿透表皮到深层的皮下组织，使皮下组织的自然电阻运动产生热能，同时对皮肤表面采取冷却措施，使真皮层被加热而表皮层保持正常温度。它能够利用真皮层胶原纤维在 55 ~ 70℃时收缩的原理，起到提升、紧致皮肤和促进胶原再生的作用，即在胶原质产生立即性收缩的同时，刺激真皮层分泌更多的新的胶原纤维，从而再次托起皮肤，使皮肤真皮层的厚度和密度增加，填平皱纹、改善松弛。

射频除皱能够维持多长时间？

建议每个月做一次射频除皱，2~3次为一个疗程，一个疗程的效果维持时间为2~3年。

射频可以塑形吗？

射频可以应用于小腿腓肠肌肥厚和单纯性咬肌肥大的情况，射频发出器发出的射频波能够从射频针尖端的未绝缘部分进入靶组织，高频交变电流能使组织离子随电流变化的方向产生震动，从而引起电极周围组织内离子振荡，离子相互撞击摩擦产热，即电阻产热，温度可达90~120℃。这样造成的局部高热效应，能促使局部射频毁损区肌纤维出现空泡，继而收缩、拉紧、变形、萎缩，从而改善局部肌肉肥厚的状况。射频塑形需要坚持做3~6个月。

射频可以治疗妊娠纹吗？

妊娠纹是怀孕后增大的子宫向外膨出，超过皮肤弹性纤维的限度，导致弹性纤维发生断裂，腹直肌腱也发生了不同程度的分离，从而在腹部皮肤上出现的粉红色或紫红色的不规则纵形裂纹。

射频能穿透表皮基底黑色素细胞屏障，将真皮层胶原纤维加热收缩，进而拉紧妊娠纹部位的皮肤。同时，热效应能使胶原增生，新生的胶原纤维重新排列，数量增加，修复老化受损的胶原层，从而减少条索状妊娠纹的长度和宽度，达到减轻妊娠纹的目的。但是，射频只适合消除腹部松垂不严重的妊娠纹。

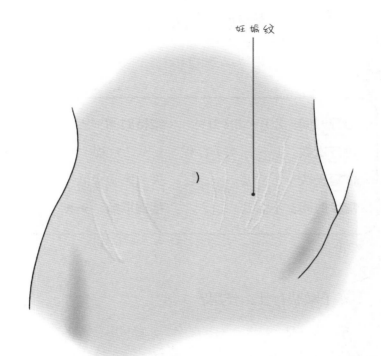

妊娠纹

接受射频治疗后需要注意什么？

①治疗后皮肤可能出现轻度剥脱或干燥情况，可使用温和的保湿剂护理。

②减少日晒。虽然射频治疗后无须特别防晒，但为防止光老化现象，建议尽量减少日晒。

③射频治疗后一周内请勿用热水洗浴，用不超过体温的水洗浴即可。

④射频治疗后一周内不要泡温泉或蒸桑拿。

Top 7 光子嫩肤——淡纹淡斑还美白

治疗时间：20 ~ 30分钟　　维持时间：21 ~ 28天

治疗次数：1 ~ 5次 / 疗程，1 ~ 2疗程

恢复天数：不需要　　　　　失败风险：低

复诊时间：不需要　　　　　疼痛指数：★ ★

光子嫩肤有什么作用？

光子嫩肤是一种非剥脱物理疗法，它利用选择性的光热原理，在不破坏正常皮肤的前提下，用特定宽光谱的强脉冲光穿透表皮，照射色素颗粒，使色素颗粒和细胞在强光照射下消失。

光子嫩肤能聚焦很小的区域进行精准治疗，不仅能解决肌肤的各种瑕疵，选择性地作用于皮下色素或血管，分解色斑、闭合异常的红血丝，还能刺激皮下胶原蛋白增生，抚平皱纹、解决毛孔粗大问题，让肌肤变得白皙、年轻、健康、有光泽。此外，它产生的光热作用可增强血管功能，改善肌肤微循环。

光子嫩肤的特点是治疗过程简单，治疗后可以马上洗脸化妆，不影响正常工作，是目前最安全的医疗美容方法之一。

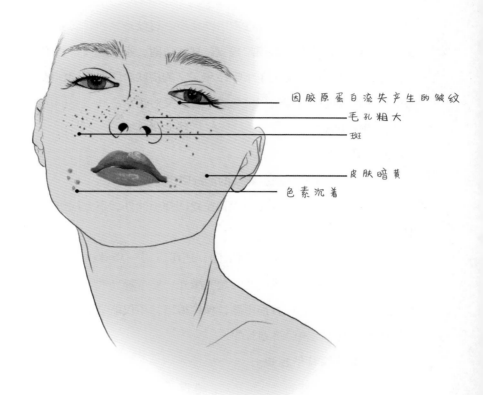

因胶原蛋白流失产生的皱纹

毛孔粗大

斑

皮肤暗黄

色素沉着

光子嫩肤除皱纹

针对浅表皱纹，光子嫩肤可以通过加热真皮层组织，加快细胞新陈代谢，刺激真皮层胶原弹力纤维增生和重新排列，消除细小皱纹，促使胶原纤维生成，改善皮肤状态，治疗有效率达80%~90%。

光子嫩肤除雀斑

由于雀斑病损位于表皮内，医学美容的治疗方法只能先将表皮层的雀斑去掉，才能消除藏在皮内的雀斑。这就意味着，想要去掉雀斑，不可避免地要伤害正常表皮。祛雀斑时，不要选择普通的激光治疗，因为治疗时雀斑色素颗粒和正常的皮肤会同时受损，留下瘢痕。应选择既可以摧毁雀斑色素颗粒，又对正常皮肤没有损伤的方法，即光子嫩肤。

光子嫩肤除晒斑

首先，为了肌肤健康，要及时治疗晒斑。

光子嫩肤除晒斑可以使色素颗粒立即弹出体外，不会损伤正常组织，使肌肤还原肤色。

治疗后，要坚持做好防晒工作，还可以进一步尝试用果酸换肤、左旋维生素C导入或借助尖端的激光、复合彩光消除浅表细小皱纹。治疗后初期的保养很重要，保养得当，不仅能延缓衰老，对于后期治疗也是比较经济划算的。

光子嫩肤除其他色斑

光子嫩肤是最好的除各种色斑的选择。

光子嫩肤治疗需要进行几次?

光子嫩肤的每个疗程可分1~5次进行，根据受治疗者个体情况的不同，治疗次数有所不同，有些治疗者甚至需要做2~3个疗程。待病变区颜色逐渐消退时，每次治疗后3周可进行下一次治疗。

光子嫩肤的治疗过程

Step 1　清洁，拍照

治疗之前先清洁，然后医生或护士会为受治疗者拍照。

Step 2　麻醉

麻醉的范围和方法决定了用时长短，一般采用敷麻膏的方式。

Step 3　保护

摘下身上所有的金属饰品，医生在受治疗者面部涂上凝胶，以减轻光能带来的刺激。另外，受治疗者还要用眼罩遮住眼睛，治疗过程中不能睁眼。

Step 4　治疗

医生根据受治疗者的肤质调整仪器设置，然后进行5分钟的激光治疗。治疗开始时有热的感觉，接着因电波热量传递至真皮层，就变成了温热感。

Step 5　舒缓

轻柔地去除凝胶，敷上保湿面膜保持25分钟，舒缓肌肤。

Step 6　防晒

揭掉面膜，涂抹厚厚的防晒霜，完成治疗。

接受光子嫩肤治疗后要注意什么？

①治疗后6个小时才可以洗脸。

②治疗后一周内，禁止食用辛辣、有刺激性的食物，戒烟酒，多吃清淡和容易咀嚼的食物。

③光子嫩肤治疗期间禁食感光性食物和感光性药品。敏感性皮肤者还要禁食会引起皮肤过敏的食物。

④治疗后一个月之内不要揉搓或按摩面部。

⑤光子嫩肤后，部分治疗者可能出现皮肤干燥、缺水的情况，要进行皮肤护理来补充足够的水分和营养。

⑥光子嫩肤后，如发现任何不适，请及时与治疗医生联系，医生会指导受治疗者进行正确的护理和后续治疗。

⑦光子嫩肤后皮肤比较细嫩，要注意防晒。

⑧治疗后严禁使用阿司匹林和酒精，也不可挤、压、碰、摩擦治疗部位。

⑨治疗后应口服维生素C和维生素E，促进色素代谢，增强皮肤免疫力。有与内分泌有关的病症的人应配合中药内调，达到标本兼治的效果。

⑩部分人在治疗后会出现局部红肿，红肿一般会在1~3天内自行消退，不必担心。极少数人会出现结痂和紫癜，它们一般会在两周内自行脱落或逐渐消退。治疗后还有极少数人会出现色素沉着现象，通常3~9个月内人体能将色素吸收。

Top 8　自体脂肪丰额头——塑造少女童颜

治疗时间：40 ~ 60 分钟　　　**维持时间**：永久

治疗次数：1 ~ 2 次　　　　　**失败风险**：低

恢复天数：7 ~ 14 天　　　　　**疼痛指数**：★ ★ ★

复诊时间：治疗后 3 ~ 6 个月

额头的状态对人的整体形象有什么影响？

扁平的额头往往给人性格沉闷、长相平平的印象，是破坏脸部整体比例的重要因素之一。如果把额头变得圆润、有线条感，就能够产生积极效果。从侧面看，如果额头到鼻尖是一条圆滑的曲线，侧颜看起来会更完美。

自体脂肪丰额头安全吗？

自体脂肪丰额头是通过吸脂手术，从人体脂肪较多的部位，如腰、腹、大小腿等抽取脂肪，然后严格处理脂肪，包括纯化、消毒等措施，最后注射到额头需要改变或有缺陷的区域。这样做的效果持久自然，是众多追求童颜少女感的人的挚爱。

注意，自体脂肪丰额头不是简单的抽脂和注入，医生的关键技术不过关，会导致高吸收、重感染等并发症。比如脂肪的用量过多或注射过于集中，造成大量脂肪堆积，会因供血不足导致脂肪坏死、溶解、吸收，极易引发感染，出现纤维化、钙化等后遗症。

所以，接受这项治疗一定要慎重选择治疗机构和医生。

自体脂肪丰额头有什么优点？

①自体脂肪丰额头完全采用自身的脂肪组织，不会产生排异现象。

②治疗后没有切口，所以无须担心疤痕问题。

③自体脂肪丰额头可以用自身的脂肪组织撑起凹陷，达到超自然的填充效果，治疗后的触感也自然柔软。

自体脂肪丰额头有什么缺点？

①相比玻尿酸注射，自体脂肪丰额头恢复期长。

②脂肪填充后会有一定程度的吸收，可能需要进行二次填充以维持最佳效果。

③填充后的初期会有肿胀感，吸脂部位和面颊还会有瘀血和瘀青出现。

自体脂肪丰额头的治疗过程

Step 1 脂肪抽吸

医生在选择好的脂肪供区切一个 2～3 厘米的切口，剥离切口周围组织并进行脂肪的抽吸。

Step 2 脂肪纯化

对抽吸的脂肪混合物进行处理，得到能利用的脂肪颗粒。

Step 3 麻醉

医生在受治疗者额部的适当部位进行局部浸润麻醉，然后切一个 1～2 毫米的切口。

Step 4 注射脂肪

医生找到皮下骨及软组织处的适当位置，进行皮下脂肪注射。

Step 5 按摩塑形

填充后的脂肪分布不均匀，需要通过按摩使脂肪尽量分布均匀。

Top 9　肉毒素除法令纹——安全减龄

治疗时间：5～10分钟　　**维持时间**：4～6个月

治疗次数：1次　　　　　　**失败风险**：低

恢复天数：不需要　　　　　**疼痛指数**：★★

复诊时间：不需要

法令纹是怎样形成的？

法令纹又称鼻唇沟，是鼻翼两侧至嘴角两侧的肌肉因表情、重力、面部松弛等原因形成的凹陷，是青春的克星。

法令纹从鼻翼延伸至嘴角，形成原因有很多，最主要的外部原因是面部表情过多。另外，自然的皮肤老化也会令法令纹越来越长，越来越深。

先天因素：上颌骨前凸，如龅牙。

后天因素：肌肤胶原蛋白和脂肪流失，苹果肌逐渐凹陷、下垂。

如何消除法令纹？

由面部衰老、松弛或表情运动产生的法令纹可以用注射肉毒素的方法来解决，由凹陷、骨性等原因造成的法令纹则需要医生面诊后制定具体的治疗方案。

注射肉毒素安全吗？

从肉毒素应用的普遍程度来看，其安全性十分高，尤其在医美方面。但因为肉毒素注射会影响肌肉，为了避免在治疗后半年内脸部肌肉出现不协调或面无表情的情况，仍要慎重选择医院、医生、药物品牌，不要贪图便宜，使用来路不明的产品。

注射肉毒素会成瘾吗？

有些人担心注射肉毒素会有药物沉溺的问题。其实，肉毒素的作用主要是放松肌肉，注射后不会影响生活也不会成瘾，不必担心。另外，肉毒素注射对人体不会有永久性的作用，我们只在觉得有需要的时候进行注射就可以。不过我还是建议不要过度频繁地在同一部位注射，以免身体产生抗药性，令肉毒素的疗效降低。另外，孕妇、处在哺乳期的女性、重症肌无力患者也应避免使用肉毒素。

肉毒素注射之后会扩散到其他部位吗？

肉毒素注射后可能扩散至其他部位，因此，注射后医生通常建议接受治疗者在一段时间内不要随便走动。另外，有经验的医生可以通过优秀的技术与丰富的经验尽量避免扩散问题，受治疗者注射后休息2~3个小时即可恢复正常，不用过度担心。

注射肉毒素有何附加效应？

假如你有间歇性头疼，注射肉毒素后，你会获得一个意外惊喜——在药效维持期内，你的头疼症状会大大改善，甚至消失。这是因为肉毒素会暂时阻断头部神经。当然，这并不意味着头疼被治愈了。

注射肉毒素应注意些什么？

治疗前

①注射前，受治疗者与医生应做全面深入的交谈，了解手术的步骤、疼痛程度、恢复时间、可能达到的效果和可能存在的风险。医生应了解受治疗者的情况、动机、期望效果，并告知期望效果是否符合实际等。

受治疗者对治疗的期望值不能过高，同时也要根据自己的实际情况来选择。要知道，皱纹是自然产生的，每个人都会有，微整只能除皱，让自己变得更加年轻，但并不能逆转皮肤衰老的进程。

②受治疗者注射前应进行身体检查，让医生了解自己可能存在的心、肺、肝、血液等内科疾病以及以往的手术史、用药史、过敏史等。

③为减少瘀青及血肿状况发生，注射前两周应停止使用丹参等

药物。

④注射前一周应停止饮酒，停用阿司匹林、维生素E及其他有扩张血管功能的药物。

⑤注射前一晚可适当服用安眠药，注射前半小时可酌情服用镇定止疼药，还要根据麻醉方式决定是否禁食。

⑥注射前，要做好面部和头皮的清洁卫生工作，建议注射前三天每天洗头，防止毛囊炎等皮肤感染问题出现。

⑦女性应计算月经周期，月经期及前后不可接受治疗。

治疗后

①注射后不宜乱动。

②注射后要注意休息，不能吃辛辣等刺激性的食物。

③注射后不要立刻按摩、揉搓、做剧烈运动。

④有些人在注射后有疼痛感以及瘀青，有些人甚至会感到头疼，但持续时间一般都十分短暂，若有长时间不舒适的情况出现，建议尽早复诊，请医生诊疗。

Top 10　嗨体除颈纹——打造天鹅颈

治疗时间：5 ~ 10 分钟	**维持时间**：6 ~ 12 个月
治疗次数：按疗程，疗程次数依情况而定	
恢复天数：3 ~ 7 天	**失败风险**：低
复诊时间：治疗后 30 ~ 60 天	**疼痛指数**：★ ★

如何去除颈纹，打造天鹅颈？

在医美领域，去除颈纹有两种方法，分别是肉毒素注射填充和嗨体（Hearty）注射填充。

对于颈部浅表皱纹，采用肉毒素注射颈阔肌，或者玻尿酸、双美胶原蛋白注射填充即可抚平皱纹、填补凹陷，取得良好的除皱效果。而嗨体注射填充能有效作用于真皮层的纤维细胞，让其分泌产生更多的胶原蛋白，虽然胶原蛋白在人体中不能稳定存在，但嗨体能有效聚合胶原蛋白，生成胶原纤维，效果持久，让皮肤光滑、紧致、提升。

另外，还有一些日常生活中能用到的辅助方法可以去除颈纹。

①睡前对颈部按摩，促进血液循环。

②用手自下而上进行轻压、上推、按摩前颈，以舒缓肌下坠情

况，每周至少一次。

③将双手置于颈背，向下缓按后颈并有节奏地揉至双肩，每周至少一次。

真皮层注射有什么好处？

真皮层是一个非常安全的注射层，毛细血管分布较少，不易出现瘀青，更不会出现栓塞等严重并发症。真皮层是被广泛应用于美容医学领域进行皮肤抗衰治疗的层。通过补充真皮层中的营养成分，如氨基酸、透明质酸、维生素等人体必需的物质，可促进真皮层胶原蛋白的合成，从而达到抗衰老、增加皮肤含水量、提高皮肤弹性的综合效果。

嗨体成分安全吗？

嗨体是首款经CFDA认证的、可用于皮肤真皮层注射的三类医疗器械产品，由爱美客技术发展股份有限公司与南开大学高分子化学研究所联合开发。经过多年实验研究和临床验证，研发者精心筛选出天然结构的透明质酸、氨基酸、肌肽和维生素等60种安全成分，通过科学配比制作成嗨体，能促进皮肤合成胶原蛋白、恢复健康微循环，功能原理清晰，代谢机理明确，可以放心使用。

嗨体可以长期使用吗？

可以。嗨体可为细胞供给营养，促进细胞新生。它有提升真皮层胶原蛋白的能力，能够提升胶原纤维网状结构的重建效率，可以更好地改善肤质，使肌肤光滑、富有弹性。

嗨体注射后有皮丘怎么办？

嗨体注射后立即产生的皮丘，是真皮层注射较为表浅所产生的局部反应，属于正常现象，通常无须做任何处理，24～48小时后即可自然消退。

嗨体效果何时出现？能维持多久？

注射嗨体后，颈纹被支撑抚平，注射后24个小时即可见明显治疗效果。嗨体采用疗程方式进行治疗，每次治疗后都会有一定程度的改善，改善程度与皮肤松弛程度、颈纹深度有关。针对较松弛的皮肤，在颈纹填充时可适当减少单次用量，增加治疗频次。如注射后皮肤持续出现不平整现象，可用适量透明质酸酶进行溶解调整。

嗨体注射的单次疗程的维持时间为6～12个月，具体维持时间因颈纹分级和机体情况的不同略有差异。为保持良好的治疗效果，建议一个疗程结束后，每隔3个月进行一次颈纹紧致治疗，这样可有效延长美丽时间。

哪些人不能进行嗨体填充？

①处在经期、孕期和哺乳期的女性。

②处在皮肤感染活动期的人。

②处在皮肤疱疹发作期的人。

③处在过敏发作期的人。

④瘢痕体质者。

⑤未成年人。

⑥有自体免疫性疾病者。

⑦长期服用抗凝血类药物及同类保健品者。

进行嗨体填充后应注意什么？

①填充后12小时内，注射部位禁止沾水。

②填充后12小时内禁使用化妆品。

③填充后一周内应避免喝酒，避免吃辛辣刺激食物与海鲜等发物。

④填充后，每天在颈部敷莹润修护颈膜会收获更好的效果。

赵医生专访

抵抗松弛，拒绝"垮脸"

"垮脸"到底"垮"哪里？

随着年龄的增长，失去了对皮肤的支撑力，筋膜韧带慢慢老化，胶原蛋白也加速流失，最明显的视觉变化就是面部轮廓松弛、皱纹明显。特别是法令纹，因为筋膜提拉不住皮下软组织，软组织随重力向下"压"出了法令纹。我们的面中部（苹果肌）、下部（口周、下颌缘）是最早"垮掉"的部位，你会发现体重没有变但是出现了双下巴。这都是面部"垮掉"的开始。

年龄大了，法令纹会越来越深吗？

每个人的衰老程度是不同的，这与个体差异、后天的护理都息息相关。年龄增加，在不采取任何措施的情况下，法令纹必然会越来越深。但如果进行科学的保养，辅助筋膜层抵御老化，那么向上的提拉力会让重力衰老因素减轻，法令纹也会得到控制。

用护肤品按摩能对抗松弛吗？

每个女人的化妆桌上都会有一款或几款抗衰保养品，也会有不少美容达人、焦点名媛、影视明星爆料的所谓的"驻颜青春秘方"，但说实话，能撑起不老容颜的依然是真皮层里的那些胶原蛋白。

我身边有不少的女性朋友热爱SPA（护理按摩），一到周末或者假期，就会去做全身按摩，但大多是奔着放松去的。身体是最诚实的伙伴，通过技师的手法，让僵硬紧张的肌肉放松下来，配合滋润度高的产品帮助身体进行补水保湿，这对于精神减压是很有效的。但我深深地知道，这对增加胶原蛋白没有任何作用，所以我还是会选择具有针对性的对抗衰老的方式。

怎样解决皮肤松弛问题？

我也担心松弛问题，特别是30岁以后。抵抗松弛的方法不是单一的，需要综合应用才会达到目标效果，注射提拉配合仪器联合治疗是至今为止最好的抗松、提拉组合治疗方法。但是，抗衰治疗组合不是"一刀切"，需要因"松"而异。

我建议适合的人选择水光针注射配合胶原蛋白的相关治疗。水光针注射不必多说，小分子的玻尿酸可以让皮下贮存更多水分，而胶原蛋白是抗衰的"增强剂"，让胶原蛋白更多停留在皮下，可以营养衰老的皮肤。这是第一步，我称之为"皮肤打底"，属于抵抗松弛的准备工作。

当准备工作做好之后，我建议进行仪器类的浅筋膜紧致提拉治疗，也就是极限音波提拉，即超声刀。它是针对皮下浅表筋膜层的紧致提拉项目，深至皮下4.5毫米，而在表皮不留任何痕迹。筋膜被紧致提拉了，皮肤自然紧致起来，这对于改善面中部、下部松弛效果很明显。

当然，如果皮肤松弛得很厉害或对自己有更高的要求的人，可以配合热玛吉治疗。

除了医美，生活中还有什么抗松方法？

治疗只是一部分，良好的生活习惯是抗松的基础，也是延长治疗效果的秘诀。

全面均衡的营养膳食，少吃含防腐剂、高铅的食品，少吃油炸、腌制的食品，少吃快餐……总之，加工步骤越多的食物越应少吃或不吃。相反，新鲜的水果蔬菜、奶制品和白肉是上选，适量的坚果也是不错的抗衰食物。

研究发现，深色蔬菜中的维生素含量超过浅色蔬菜和一般水果，所以，多吃这类蔬菜（如西红柿、菜椒、南瓜等）有助于改善肤色。

另外，现代人普遍存在咖啡因摄入过多的问题，白领一族尤其如此，而白水却喝得少了。咖啡、茶、可乐、运动饮料……这些饮品中都含有咖啡因，而咖啡因摄入过多会导致焦虑、心跳加速、失眠等问题，也间接地影响气色，所以一定要重视饮水。

另外，我有自己的瑜伽私教，可以针对我的问题进行锻炼，矫正脊柱，增加身体柔韧性与核心肌肉群的稳定性，这都有助于改善体态，能够预防皮肤松弛。

有哪些低门槛的医美项目值得尝试？
微信扫描二维码关注"美课美"
花最少的钱打造完美素颜肌

三、9个女神级优选医美项目

真正的女神总是追求完美，不放过任何细节，除了第一眼能看到的整体，各种在近距离接触中才会被注意的小细节更会给人留下深刻的印象。

无论是微笑时轻轻隆起的卧蚕，还是光洁如玉的肌肤，这些细节都可能成为打动别人的一个因素。

严格要求自己吧！追求完美没有错，因为当你遇见心目中的"男神"的时候，他才不会管你有没有来得及刮腋毛呢！

Top 1　丰盈唇珠——性感说来就来

治疗时间: 10 ~ 30 分钟（玻尿酸注射）; 20 分钟（手术）

治疗次数: 1 次

恢复天数: 不需要（玻尿酸注射）; 3 ~ 7 天（手术）

复诊时间: 不需要

维持时间: 1 ~ 2 年（玻尿酸注射）; 永久（手术）

失败风险: 低（玻尿酸注射）; 中（手术）

疼痛指数: ★（玻尿酸注射）; ★★★★（手术）

什么样的唇是好看的，性感的？

有的人唇部扁平甚至凹瘪，给人老态刻薄的印象，看起来非常没有亲和力；而有的人不仅唇部立体饱满，像吸饱了水的花瓣，更有丰满的唇珠加以点缀，整个唇部曲线非常好看。

我们的唇部，上唇的唇红线呈弓形处称为唇弓，正中线稍低并微向前突起的位置称为人中迹（也称人中切迹），在其两侧的唇弓最高点称为唇峰，上唇正中呈珠状突出的部分称为唇珠。唇珠可使唇形生动，立体感强，对于较平的上唇，再造唇珠后带来的美容效果十分明显。

有唇珠的嘴唇，在嘴巴微闭时唇珠会非常明显，两唇之间的弓形弧度也会非常完美。没有唇珠的人，嘴巴微闭的时候，两唇之间没有任何弧度，呈直线状态。

怎样丰盈唇珠？

最简单快捷的方法就是玻尿酸填充丰唇。采用注射的方法，将玻尿酸注入唇部，通过增加皮下组织的体积来支撑凹陷的嘴唇，从而实现丰唇珠的效果。玻尿酸注射丰唇珠仅用10~30分钟就可以达到唇部自然塑形的效果。

另外，还可以通过手术方式丰唇珠。

玻尿酸注射丰唇能够维持多长时间？

使用玻尿酸丰唇珠后，嘴唇性感饱满，效果一般可以维持1~2年。之后，由于玻尿酸的流失以及人体的新陈代谢，效果可能会受到影响。这时，受治疗者可以到医院再进行一次巩固治疗，加强效果，这样就能保证效果的长期持久。除此之外，良好的生活习惯也有助于维持良好的效果。

玻尿酸注射丰唇珠的过程

Step 1　清洁，拍照

医生对注射部位进行清洁，之后为受治疗者拍照，以便与治疗后的状态对比。

Step 2　麻醉

医生为受治疗者敷表面麻膏，等待15～30分钟。

Step 3　注射唇珠

医生根据受治疗者的唇部形态和期望效果，对唇珠部位注射适量玻尿酸。

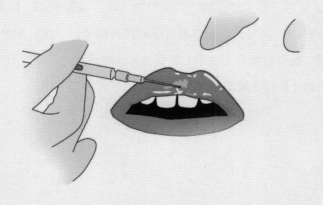

Step 4 拉唇线

医生根据设计好的唇形，在受治疗者的唇部边缘拉出一条唇线。

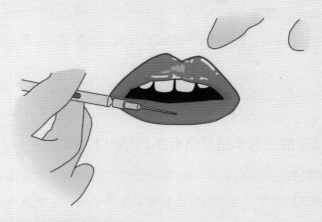

Step 5 注射下嘴唇

医生根据拉出的唇线及设计的唇形，将受治疗者的下嘴唇打出饱满感。

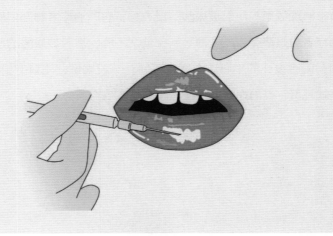

Step 6 除唇纹

再注射微量玻尿酸，去掉唇纹。

Step 7 塑形

注射完成后，医生需要根据受治疗者的意见塑造出他们想要的唇形。

玻尿酸注射丰唇后会有不适感吗?

玻尿酸注射丰唇后，可能会有唇部发红、肿胀、疼痛或者皮下瘀血的情况发生，注射部位会有较柔软的触感，这都属于正常现象，一般会在一周后自动减轻或消失。

玻尿酸注射丰唇的价位怎么样?

丰唇珠效果与注射玻尿酸的量有关，有的治疗者唇部很薄，有的治疗者只是略微有点儿薄。唇部情况不同，注射玻尿酸的剂量就不同，医生设计的丰唇珠方案也不同。一般来说，注射的量越多，价格就越贵，受治疗者需要在治疗前与医生沟通。

手术丰唇珠的治疗过程

手术丰唇珠前也要进行拍照、麻醉等例行步骤，这里不再一一说明。

①V-Y唇珠成形术

Step 1 寻找位置

将上唇上翻，露出唇系带。

Step 2 V形切开

在系带上的唇黏膜部做V形切开，切口直达肌肉层，形成一个三角形黏膜肌肉瓣。

Step 3 Y形缝合

将成形的三角形黏膜肌肉瓣向上移位，进行Y形缝合，这样，在唇移行部和黏膜部之间就会形成一个明显突出的唇珠。

②Z唇珠成形术

唇裂修复术后，有时上唇厚度会不对称，要解决这个问题，需要按Z成形原则将厚唇处转移到上唇中心，形成唇珠。

Step 1 Z形切开

设计需要进行Z形移位的两个三角瓣，切开至肌肉层。

Step 2 缝合

将切开成形的两个三角瓣互相移位后缝合。

Step 3 包扎

加压包扎，持续24~48小时。

丰唇珠后需要注意什么？

①丰唇珠后不要过度担心，保持心情愉快对于快速恢复是很有帮助的。

②丰唇珠后要坚持一般基础保养，但不要按摩治疗部位。

③丰唇珠后24小时内，为了让唇形固定，不能接触治疗部位。

④丰唇珠后一周内避免服用阿司匹林或其他活血化瘀类药物，短时间内也不要进行剧烈运动。

⑤丰唇珠后一周内忌进食海鲜等生冷发物或辛辣食物，严禁喝酒。进食时尽量不要碰到嘴唇，避免因食物过冷或过热而影响恢复。

⑥丰唇珠后一周内不能蒸桑拿。

⑦丰唇珠后的14天之内要按照医生的建议适当食用流食，避免食用过硬的食物。

⑧有吸烟习惯的人一定要在伤口恢复之前禁烟。

⑨丰唇珠后不要做夸张的唇部动作，如大笑等。

⑩若进行的是注射丰唇珠，则千万不要对注射玻尿酸的部位进行冰敷或热敷。

Top 2　注射卧蚕——可爱好人缘

治疗时间：10 分钟　　　　维持时间：1 年

治疗次数：1 次　　　　　　失败风险：低

恢复天数：3 ~ 7 天　　　　疼痛指数：★

复诊时间：治疗后 30 天

怎样区分卧蚕和眼袋？

眼袋距离下眼睑较远，是眼窝里的脂肪凸起，会使眼周看起来松弛浮肿，给人疲惫又老态的感觉，即使不笑也很明显。而卧蚕是眼睛下方的肌肉，是紧邻睫毛下缘的一条宽为 4 ~ 7 毫米的带状隆起物，看起来就像蚕宝宝横卧在下睫毛的边缘，因而被称作"卧蚕"。

不笑时，卧蚕看起来并不明显，但笑起来时会微微鼓起，让眼形变得饱满，好像眼睛也在笑，让人觉得亲切迷人，所以才有"拥有卧蚕就能招来好人缘"之说，甚至还有"卧蚕招桃花"之说呢。

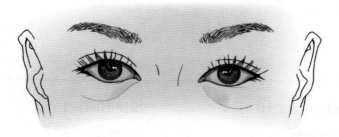

眼 袋

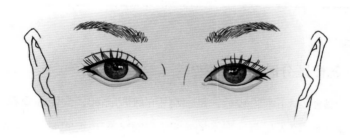

卧 蚕

所有人都适合卧蚕吗？

人们常说卧蚕是桃花眼的象征，表示人缘好，所以卧蚕越大越好，但卧蚕是否适合自己要看眼睛的大小。眼睛大的人，拥有卧蚕可以打造可爱的感觉，有加分的效果；眼睛小的人，再加上卧蚕，只会让人感觉没有精神。在注射卧蚕时，需要评估接受治疗者的整体眼形，还要搭配双眼皮、开眼角等治疗，才会有更好的效果。

怎样拥有一对好看又招桃花的卧蚕?

想拥有卧蚕一点儿也不难,只要在卧蚕部位涂抹表皮麻醉剂,然后接受玻尿酸注射,10分钟就能依照眼形,塑造出独一无二的完美卧蚕,让人立即拥有魅力电眼,招来好人缘!

除玻尿酸注射,还有什么方法可以打造卧蚕?

除了玻尿酸注射,还可以选择自体脂肪移植或卧蚕手术来打造卧蚕,如植入Gore-tex(戈尔补片,一种生物材料,补片与组织的愈合过程和正常的组织愈合过程极为接近,生物相容性极高)、人工真皮,或进行肌肉整形术等。

哪种打造卧蚕的方法更好?

大多数人还是喜欢选择玻尿酸注射或自体脂肪移植,因为这两项都是简单、安全、快速的治疗方法。玻尿酸注射的优点是不需要开刀,治疗时间很短;缺点是时效一般只有一年,若注射过量或位置不对还可能变成眼袋。自体脂肪移植的优点是没有排斥的风险,效果自然,一旦稳定之后就会永久有效;缺点是脂肪可能会被吸收,需要再度移植,取脂肪的地方也会留有小疤痕。

Top 3　瘦肩针——消灭壮硕肩膀

治疗时间：15 分钟		**维持时间**：6 个月	
治疗次数：1 次		**失败风险**：中	
恢复天数：不需要		**疼痛指数**：★★	
复诊时间：治疗后 14 天			

瘦肩针是什么？

肩膀是很容易堆积脂肪的地方。肩部肥胖的人经常面临穿衣难的问题。臃肿的肩部让人显得脖子短、上身胖，买衣服时，别人穿出来的是"卖家秀"，而自己穿出来的却是"买家秀"。

瘦肩针可以帮助被肥厚肩部困扰的人改善肩部肥胖问题，让他们无惧任何服饰类型。尤其是肩颈处的斜方肌过于壮硕的人，想要快速消除这些大而厚实的肩部肌肉，拥有"女神"必备的小香肩，来一针瘦肩针即可。

瘦肩针的原理和瘦脸针、瘦腿针是一样的，都是利用注射肉毒素的方法使过于发达的肌肉萎缩，达到瘦身效果。注射瘦肩针不用开刀，舒适度高，效果好，治疗过程也很简单，只用十几分钟就可以了。

瘦肩针打完就能见效吗，可以维持多久？

不能马上见效，需要一个药物吸收的过程。一般来说，打完3天开始起效，15~30天的时候效果是最明显的。瘦肩针的效果维持时间大致是半年，如果想要维持更长时间，只需要进行补充注射就可以了。

瘦肩后体态有什么变化？

打完瘦肩针后，整个人会有小了一号的感觉，体态会更轻盈。这是因为肩膀占身体面积较大，瘦肩后会让肩膀线条看起来柔和、流畅。从正面看，多余的肌肉被消除了，锁骨看起来更精致、性感；从背部看，肩膀缩小之后，背部线条变得清晰立体，轻松变身"背影杀手"。

注射瘦肩针有副作用吗？

瘦肩针的注射部位很重要，因为肩部面积比较大，所以注射点很难把握。只有摸清注射的部位，划分好区域，知道怎样打、打多少，才能让药效更集中，达到理想效果。注射剂量过多会导致效果不自然；注射浓度过大会导致肌肉萎缩，无法正常做提起动作；注射量过少则不能达到理想的效果。

另外，如果瘦肩针不是打在斜方肌位置或者注射不均匀，就容易导致双肩不对称。如果肉毒素质量不合格、注射技术不过关，还会产生不同的副作用，比如劣质肉毒素会导致手臂无力等。所以，选择有经验的医生和有资质的机构是非常重要的。但如果只是注射早期出现肩膀无力、酸疼现象，则不必过于担心，这都属于正常现象，两周后该现象会逐渐缓解。所以注射两周后应复诊，这样就可以做到完全避开瘦肩针的危害了。

打瘦肩针应注意些什么？

①女性应避开经期。

②注射后一周内不要吃辛辣刺激的食物。

③注射后一周内不能吃含阿司匹林成分的药物。

④注射后一周内要避免做肩膀用力的活动，如上提动作等。

Top 4   比基尼线脱毛——美要无死角

治疗时间: 40 分钟(激光脱毛);20 分钟(热蜡脱毛)

治疗次数: 根据情况而定(激光脱毛);1 次(热蜡脱毛)

恢复天数: 不需要

复诊时间: 治疗后 30 ~ 45 天(激光脱毛);不需要(热蜡脱毛)

维持时间: 永久(激光脱毛);2 ~ 3 个月(热蜡脱毛)

失败风险: 低

疼痛指数: ★ ★ ★(激光脱毛);★ ★ ★ ★(热蜡脱毛)

什么是比基尼线脱毛?

比基尼线位于腹股沟处,在穿三角内裤的时候,三角裤 V 字形的边缘就是比基尼线的大体位置。我们说的比基尼线脱毛指脱掉腹股沟、阴部周围、肛部周围的多余毛发。简而言之,比基尼线脱毛就是脱除私密部位的毛发,以防穿着性感迷人的比基尼泳衣时露出不雅的"杂草",影响会阴部周围的美感。由于私处黏膜较为脆弱,比基尼线脱毛并不对阴部毛发进行全脱,只根据个人喜好,为毛发修形。

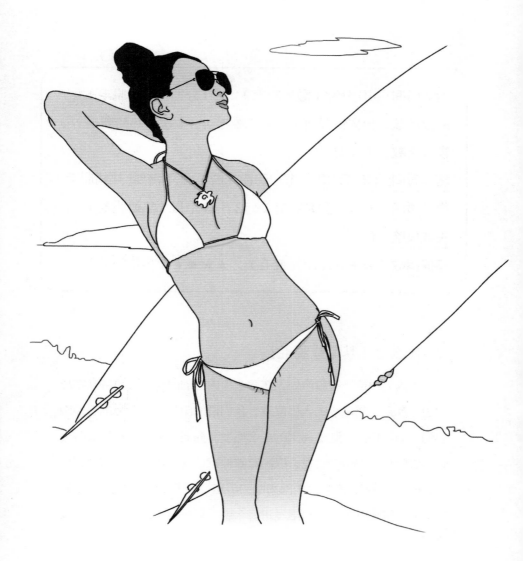

令人尴尬的"杂草"

比基尼线脱毛有哪些方法？

冰点激光脱毛

冰点激光脱毛采用激光脱毛标准的810nm半导体激光，通过特殊设计的双脉冲激光，只用较低能量密度的光照射皮肤。其中，透过表皮的第一个激光脉冲加热皮肤组织与毛囊，第二个脉冲选择性地将毛囊温度进一步提升至45℃左右，滑动的10Hz激光能确保毛囊在此温度维持一段时间，随即毛囊与生长干细胞失去生长活性，从而达到永久脱毛的目的。

激光光子脱毛

针对部位深、毛发粗的局部，尤其是难度较大的比基尼线部位，激光光子脱毛更具优势。

Gentle激光脱毛

Gentle激光脱毛采用波长755nm的光，可在短时间内使毛囊内的黑色素吸收光能，产生光热效应，破坏毛囊组织与干细胞，导致毛发永久性消失。Gentle激光脱毛可快速消除脸上的汗毛、胡须，身上的腋毛、手毛、胸毛、脚毛、比基尼毛发；可用于治疗多毛症、毛发倒插、一字眉等；还可使肌肤亮白紧致。

Brazilian wax巴西式比基尼除毛（热蜡脱毛）

这是利用热蜡将私处的毛发里里外外全部脱除或只留上方一小

撮的脱毛方式。不过这种方式的操作难度很高，必须到美容院或医美机构找有经验的专业人士操作。如果你又前卫又不怕疼，不妨试试看。

激光比基尼线脱毛疼吗？

激光透过皮肤时有一定的温热感，这是正常的现象，对特别敏感的人，医生会选择性地用一点儿表面麻醉剂，以确保疼痛感不会太强。治疗后，治疗部位会有轻微的灼热感并出现毛发变白、变黑、变焦等状况，毛囊周围皮肤会有较轻的红斑，这都是正常现象。

进行比基尼线脱毛要注意什么？

脱毛前

①比基尼线脱毛前勿用蜜蜡、脱毛膏及化妆品涂抹脱毛部位。

②脱毛前要洁身沐浴。

脱毛后

①脱毛后，可做10~15分钟的局部冷敷以缓解或消除红热现象。

②脱毛后，存在于治疗区域的残留毛桩可在24小时后予以刮除，也可待其几天后自行脱落。

③极少数人脱毛后会出现结痂、水泡或暂时性色素改变的情况，这时请配合医生做相应治疗。

④脱毛后应避免暴晒。

⑤脱毛后不能用太热的水洗治疗部位的皮肤。

⑥脱毛后不能吃辛辣食物。

⑦脱毛后不要穿染色过深或不干净的内裤，因为手术过后皮肤比较敏感，容易发炎。

⑧脱毛后应多吃含维生素C的水果或维生素C含片。维生素C可以提高皮肤抵抗力，减少色素生成。

⑨脱毛后要使用对皮肤刺激较小的清洁品和护肤品。

⑩脱毛后的30~45天内要及时到医院复查，如有需要，医生会根据具体情况安排下一次脱毛时间及脱毛范围，直至彻底解决毛发问题。

Top 5　毛囊营养生发——美不是表面功夫

治疗时间: 80 分钟（毛发移植）；40 分钟（美速丽发）

治疗次数: 1 次

恢复天数: 21 天（毛发移植）；不需要（美速丽发）

复诊时间: 治疗后 2 天（毛发移植）；不需要（美速丽发）

维持时间: 永久

失败风险: 低

疼痛指数: ★

为什么会脱发?

一般来说，一个人有 10 万根左右头发，头发有自己的寿命，长到一定长度，寿命到头了，自然会脱落，这是正常现象。而非正常的脱发是因为头发的生长受到了影响。头发的生长需要营养，营养是靠血液运送的，如果一个人长年多病、身体虚弱、气血不足，头发就会因缺少营养而脱落。另外，用脑过度，经常心事重重、烦闷，也会影响营养的供应和头发的生长。针对类似这种非自然原因造成的脱发，我们可以通过毛囊营养生发术来促进头发的营养供给，实现头发的再生。

脱发是永久性的吗？

医学上将脱发分为永久性脱发和暂时性脱发两类，我们可以从以下两方面来判断。

从病因判断

由外伤或毛囊炎、头黄癣、疖、痈等造成的局部头皮萎缩、毛发脱落，属于永久性脱发。永久性脱发者的毛囊皮脂腺结构已被破坏，毛发无法再生。而暂时性脱发，例如女性产后脱发以及使用免

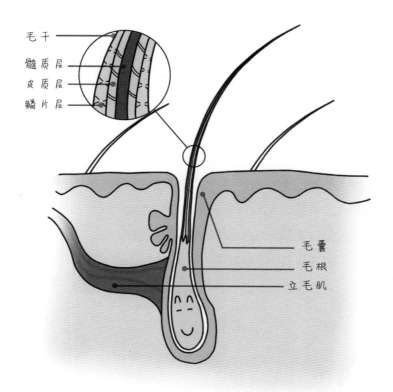

毛干

髓质层

皮质层

鳞片层

毛囊

毛根

立毛肌

疫抑制剂、抗肿瘤药物引起的脱发，在祛除病因、积极治疗以后，毛发可以再生。还有，早秃（脂溢性脱发）经过积极正确的治疗后也可以有所改善甚至恢复。

从局部头皮情况判断

如果秃发部分的头皮发生萎缩，薄、滑、光亮如羊皮纸，毛孔消失，说明毛囊结构已经被破坏或消失，毛发很难再生。如果秃发部分头皮外观正常，毛孔清晰可见，说明毛囊存在，毛发就有生长的基础，经过积极正确的治疗有望痊愈。目前还可以借助毛发检测仪器进行专业检测。

男性秃顶是由什么原因引起的？

现代医学研究表明，男性秃顶主要与二氢睾酮（DHT，一种雄激素）及毛囊细胞上的特蛋白（雄激素受体）有关，两者结合便可引起毛囊的萎缩、退化，在毛发上的表现就是毛发变细、变短，直至脱落不生。注意，油脂过多只是脱发的伴随症状，而非因果症状。秃顶的患者就是因为有这种雄激素受体而出现二三十岁以后脱发的现象。但人体后枕部毛囊较少含有这种受体，因而不受二氢睾酮的影响，将其移植到头顶也不会出现毛囊的萎缩、退化。

哪些方法可以生发？

毛发移植

毛发移植以外科手术为主，是治疗永久性脱发的手段。它是将残余的健康毛发供区内的部分或全部毛发通过外科手术进行移植或转移，使毛发重新再分布到脱发区域。

所谓毛发优势供区，是指这一区域内的头皮毛发能够保持终生存在，不会因自然衰老而脱落，一般位于枕颞部入发际6~8厘米内。这些毛发移植并经过创伤恢复后，可保持原来毛发的所有生长特性，在新的移植区域内继续生长，而且终生存在。

由于永久性毛发移植必须选择自体毛发，因此接受移植者在后头或侧头（或其他部位）必须有一定数量和密度的毛发存在，而且其毛发脱落状态最好处于相对稳定的时期。

现阶段，毛发移植手术一般在局部麻醉下完成，应用显微外科技术取出后枕部健康的毛囊组织，仔细分离后移植到被移植部位。手术不痛苦，术后即可回家。但将毛发分离成单个毛囊或极小的移植胚需要花费较长时间，移植时要将单个毛囊或极小的移植胚逐一移植到位，通常整个手术需要3个小时左右。

尽管目前治疗脱发的非手术手段多种多样（如补发、织发、药物生发等），但治疗效果大都没有保证，且很难经过短期治疗使毛发维持终生不再脱落。毛发移植外科手术是目前唯一对永久性脱发具有持久效果的治疗措施，也是目前解决这一问题的最理想途径。

美速丽发

美速丽发通过治疗中胚层（皮下组织）给头皮和毛囊提供营养，能有效改善头皮的微循环，营养毛根部，从而使头发和头皮一起恢复健康。

美速丽发的核心是水氧设备，通过水氧仪器的压力将营养物质导入皮下毛囊层，使毛囊充分吸收丰富的营养从而止脱生发。另外，水氧仪器可以将毛囊内的油垢清理干净，去除头皮角质层，使毛发健康、容易吸收营养物质，同时借助美速枪或微刺滚筒来回滚动，促进药液吸收并使药液分布均匀。

美速丽发利用注射枪通过非常细小的针将少量的多种药剂混合液直接注射到头皮下面的毛囊周围，能活化头皮细胞外基质，改善毛发的生长周期。同时利用铜肽素特有的抗菌作用，抑制长期脱发，增加毛囊内纤维密度，使又细又弱的头发变得健康浓密。它还能促进新陈代谢，清除自由基，促进胶原蛋白和弹性纤维的交叉结合，通过抑制 5α-还原酶阻断雄激素向DHT转化，抑制它对毛囊的损害，改善秃发部位的微循环。

进行毛发移植需要注意什么？

治疗前

①治疗前一个月要停止使用生发剂。

②治疗前一周要停止使用包括维生素E在内的维生素类及阿司匹林类药物。

③治疗前24小时内不可过多饮用酒精类饮品。

⑤治疗前要做医学常规检查，如有其他病史或正在服用药品等情况，请详细告知医生。

⑤治疗前一天晚上或当天早上要把头发洗净。

⑥治疗当日穿开衫，以免术后回家脱衣休息时碰伤植发处。

治疗后

①治疗后要多休息，不可驾驶车辆或从事高空作业。

②睡觉时可将枕头垫得高一些。

③治疗后第二天到医院复查。

④治疗后4天内不能洗头，4天后可使用洗发水洗头，但不可过重地揉搓种植部位。

⑤治疗后4天内不要运动，4天后可做轻微运动，10天后可加大运动量，至少3周内不能进行剧烈的身体碰撞运动。

⑥治疗后5天内不要提重物。

⑦治疗后请遵医嘱按时用药，这样可以减轻不适感。

⑧移植部位的结痂，在治疗10天后可以用温水浸泡并轻轻洗掉。

⑨使用假发的受治疗者，治疗至少7天后才可以继续使用假发。

Top 6　瘦腿针——小腿粗不是真"女神"

治疗时间：15 分钟	**维持时间**：4 ~ 6 个月
治疗次数：根据腓肠肌粗壮程度而定	
恢复天数：不需要	**失败风险**：低
复诊时间：治疗后 14 ~ 28 天	**疼痛指数**：★ ★

小腿粗的原因有哪些？

小腿指人体的下肢从膝关节到踝关节的部位。

由于小腿上皮脂腺比较少，小腿的皮肤更易干燥缺水，这会导致此处肌肤细胞的代谢变慢，造成角质堆积变厚，尤其在膝盖、脚后跟等部位更加明显。

小腿粗的原因一般有三个：

①皮下脂肪太多。

②骨骼影响。

③小腿肌肉体积占比大。

尤其是经过体育训练或经常做腿部锻炼的人，其小腿的肌肉占比过高。许多女性朋友一直被粗而坚硬的小腿困扰，究其原因，多为小腿肌肉过度肥大所致。小腿肌肉肥大一般表现为踝关节跖屈，如蹬地时小腿后侧隆起，在皮肤表面凸现肌肉轮廓，尤其是皮下脂肪较薄者，肌肉轮廓会更加明显。而在小腿肌肉放松的情况下，有时只表现为小腿内侧、外侧和后侧有过大的轮廓。

有些治疗者腿形稍有弯曲，除了骨骼因素，就是由于小腿肌肉的凸度异常造成的。如果向内侧过度凸起，则显得小腿短粗，给人以沉重感；如果向外侧凸起，则小腿呈现弯曲的弧线，会造成或加重"罗圈腿"。而肌肉单纯向后凸起会使腿形缺乏美感，与大腿的比例不相称。

怎样解决肌肉型小腿粗壮问题？

小腿肌肉在小腿的构成比决定了小腿的外形。局部抽脂术对由脂肪堆积造成的粗小腿比较有效，但对肌肉型的粗小腿不一定有效。针对脂肪不多、肌肉发达的小腿，目前有注射肉毒素和切除部分小腿肌肉两种瘦腿方法。

肉毒素可以使部分肌肉萎缩，继而使小腿变瘦，是塑造小腿曲线的安全的治疗方法。肉毒素能通过作用于胆碱能运动神经的末梢，对抗钙离子的作用，干扰乙酰胆碱从运动神经末梢的释放，使肌肉纤维不能收缩致使肌肉松弛以达到目的。

作为医生，我不建议用切除肌肉的方法，因为现在这种方法还不成熟，会产生创伤，留下疤痕，而且对小腿功能的影响较大。肌肉型小腿的人若想塑造完美曲线，最好选择注射肉毒素。

注射肉毒素瘦小腿能够维持多久？

注射肉毒素瘦小腿这种方式只对肌肉健硕的小腿有效，受治疗者在注射后会逐渐发现小腿曲线开始变化，注射后15～60天时瘦腿效果最明显，效果可维持4～6个月，因此可以每年注射1～3次。当然效果的具体持续时间也是因人而异的。

临床研究显示，治疗效果的持续时间会随治疗的次数增加而延长，注射频率会越来越低。

注射肉毒素瘦小腿会不会影响行走？

注射瘦腿技术没有任何副作用，不会影响肌肉和骨骼，更不会影响行走。

肉毒素瘦小腿主要通过放松肌肉，运用肌肉"用进废退"的原理，使小腿上的肌肉占比逐渐缩小，但并不会使肌肉失去功能。而且，当肉毒素被代谢或人的运动量增加时，肌肉会再慢慢变大。

还有其他的瘦腿方法吗？

如果觉得反复注射肉毒素很麻烦，也可以选择"85度C纤纤美腿术"达到永久瘦腿效果。这个手术用时约一小时，术后第二天，注射部位会有点儿酸酸的感觉，无法过度用力，然后肌肉就会慢慢变软。约45天后，腿围会开始变小，半年后效果最明显。

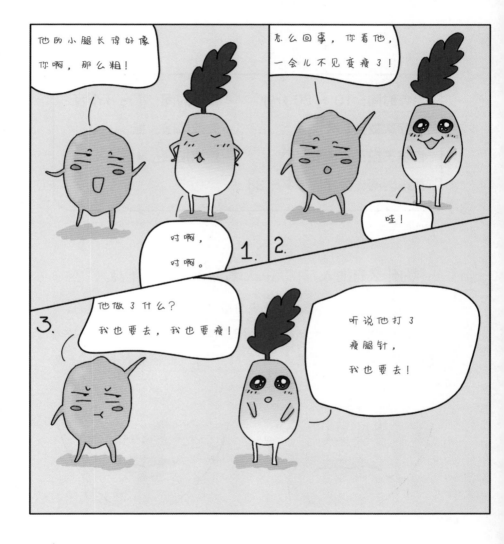

Top 7　嘴角上扬术——亲切迷人微笑脸

> **治疗时间**：10 ~ 20 分钟　　**维持时间**：4 ~ 6 个月
>
> **治疗次数**：1 次　　　　　　**失败风险**：低
>
> **恢复天数**：不需要　　　　　**疼痛指数**：★
>
> **复诊时间**：治疗后 14 ~ 28 天

为什么有的人五官完美却看起来总是"不高兴"？

有没有发现，"不高兴"的表情基本都是由嘴角下垂造成的。

嘴角下垂的人，大多是从年轻时就开始承受很大的压力，甚至连睡觉都处在紧张状态的人，长时间下来，他们就会有一张"不高兴"的脸。

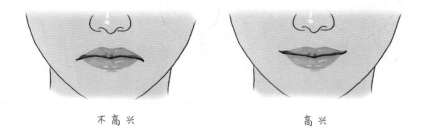

不高兴　　　　　　　　　　　高兴

造成嘴角下垂的原因很多，有些人是因为年龄增长或天生下垂，不过更多人是由不良的表情习惯导致肌肉过度紧张。如果你不满意自己微笑的效果，不管怎么练习，笑起来就是很别扭，甚至比不笑更糟糕，又或者是嘴角下垂已经对你造成心理或社交上的不便，都不妨和整形医生讨论一下，看看究竟是外科手术还是微整注射更适合改变这种情况。

怎样改善嘴角下垂的状况？

针对嘴角下垂的肉毒素微整通常以不超过5～10个单位为原则，必要时可以搭配少许玻尿酸做辅助填充，发挥"小兵立大功"的作用。整个治疗过程只要一顿饭的时间就能完成，不留疤痕，不用恢复期，轻松便捷地创造自然、柔和、亲切的面部表情，拓展人际关系。

治疗成功的关键在于谨慎掌握注射剂量和注射位置，过多剂量很可能让受治疗者的脸变成表情僵硬、不自然的"木偶脸"。

肉毒素注射提升嘴角可以维持多久？

注射后3～7天就会有明显的效果，可以维持4～6个月的时间。建议在注射后第七天复诊，复诊时除了和医生确认注射效果与恢复状况，还可以及时进行小幅度修饰，让效果更完美。

Top 8 吸脂——搞定蝴蝶袖

治疗时间：40 分钟		**维持时间**：永久	
治疗次数：根据吸脂量而定		**失败风险**：中	
恢复天数：20 天		**疼痛指数**：★★★★	
复诊时间：治疗后 30 天			

"蝴蝶袖"是什么？

在肱三头肌（上臂后缘）的位置，即大臂内侧的腋窝下，经常会有两片赘肉，我们形象地称它们为"蝴蝶袖"。

和大象腿一样，粗壮的手臂也是淑女大忌，而且可能更糟糕。因为大象腿可以用长裙掩盖，而蝴蝶袖在夏天只能暴露无遗。即便到了秋冬，粗胳膊也会使人穿不上紧身上衣，即使勉强穿上了，也会让肩膀活动困难。这其实也是很多瘦身人士的难题。许多女孩，上半身很瘦，唯独两片蝴蝶袖怎么减也减不下来。

除了不雅观，蝴蝶袖还容易让人联想到"松弛"和"上了年纪"这些词语。

什么人易出现蝴蝶袖?

①经常坐在办公室里用电脑或长时间伏案写东西的人。

这些工作会导致斜方肌、三角肌和三头肌长时间处于松弛状态,时间久了,就会使脂肪堆积在大臂等位置。

②常常将手臂下垂或搭在桌上的人。

大臂由于长时间放松而容易形成脂肪积累,造成肌肉松弛。

③疲劳或休息不佳的人。

这会使淋巴循环不畅通,水分会滞留在大臂内侧,形成肿胀,从而加重大臂上的蝴蝶袖。

为什么纤细的手臂也可能有蝴蝶袖?

蝴蝶袖的主要成因是脂肪堆积,即使很细的手臂也可能会有蝴蝶袖,因为手臂上的脂肪占比在全身属于偏高的。手臂和双腿不同,双腿就算不做额外运动,每天支撑全身重量的运动也足够了,所以手臂更容易堆积脂肪。想要拥有纤实紧致的手臂,必须保持合理强度的手臂运动。

要知道,体重与肥胖不一定是完全相关的。

比如著名影星Scarlett Johansson(斯嘉丽·约翰逊),她的身高是160厘米,体重是54.5千克,这在很多人看来是偏重了,但她照样拥有人人羡慕的魔鬼身材。我们来计算一下,如果一位女性体重为55千克,体脂是20%,那么她的身体里的脂肪的重量为55千克×20%=11千克;另一位女性,体重45千克,体脂25%,那么她体内的脂肪重量为45千克×25％＝11.25千克。所以，不一定体重轻脂肪就少。

怎样搞定蝴蝶袖？

蝴蝶袖可以依照下垂的程度以及下垂原因分为三类：脂肪肥胖型、皮肤松弛型、组织松弛型，不同类型的蝴蝶袖需要用不同的治疗方法。

脂肪肥胖型

这类蝴蝶袖是由脂肪组织堆积造成的，手臂看起来是圆滚滚的、肥厚的。治疗这类蝴蝶袖的最好方法就是吸脂手术，吸脂不但可以消除多余的脂肪组织，而且残存的脂肪组织也会被打散。吸脂后再将松弛的皮层贴回上臂，上臂就可以恢复紧实了。

皮肤松弛型

由于年龄增长或者体重增减变化而造成上臂皮肤组织松弛的蝴蝶袖，可以选择以电波拉皮的方式将皮肤收紧，让上臂恢复紧实。但如果皮肤松弛型的蝴蝶袖合并脂肪肥胖型蝴蝶袖，那么最好的处理方式也是吸脂手术。

组织松弛型

这类蝴蝶袖产生的原因只有一个，就是体重过重，无论受治疗者是否接受过减重治疗，其大臂肌肤的下垂都超过2厘米。组织松弛型的蝴蝶袖只能通过切除过多的组织（包括皮肤、脂肪组织）来改善，还要根据松弛状况的程度来选择切除法（如单纯切除、Z形切除、L形切除），但一定会留下疤痕。

另外，还有一些辅助方法可以帮助我们消除蝴蝶袖。

①咖啡瘦臂法

咖啡是公认的瘦身佳品，用煮过的咖啡渣按摩大臂，不仅可使肌肤光滑，还能收紧皮肤。在容易囤积脂肪的蝴蝶袖地带，以咖啡渣调配咖啡液，朝心脏方向按摩，能达到分解脂肪的效果。在沐浴时按摩效果更好。

②按摩去"袖"法

如果每天能抽出30分钟的时间进行臂部按摩，不仅可以轻松瘦臂，还能调节内脏及内分泌，将脂肪排出体外。这种方法操作简单，完全可以在家中实施。具体方法如下：

第一步：用虎口包裹手臂下缘，像拧毛巾一样，将蝴蝶袖由下向上拧转，反复10次。

第二步：在手臂上涂抹保养品，利用指腹揉捏手臂下缘，刺激血液循环，让肌肤更好地吸收保养品。

第三步：利用指腹按压腋下前侧，此乃全身淋巴汇集处之一，经常按压可保气血通畅，还能丰胸。

吸脂手术的治疗过程

Step 1 确认吸脂量

治疗前，医生要为受治疗者验血红蛋白指数，确认安全范围内可吸出的脂肪量。

Step 2 确定位置

医生根据吸脂量在吸脂部位划线，确定具体吸脂位置。

Step 3 吸笑气

受治疗者带上呼吸器，开始吸笑气。

Step 4 吸脂

医生定时询问受治疗者情况，当受治疗者产生头晕感觉并意识混乱后，医生开始吸脂。

Step 5 缠绷带

拿掉呼吸器，受治疗者恢复意识。医生及护士为受治疗者缠绷带。绷带缠得好，吸脂部位就不容易出现瘀青等现象。

Step 6 检查

医生再次确认受治疗者血红蛋白指数是否正常，若没问题，就可以请受治疗者回家休息了。

进行吸脂手术需要注意什么？

吸脂前

①吸脂前应与医生沟通，确保穿刺针孔少而隐蔽，每个部位宜单独抽吸。

②有环状肥胖的人要与医生沟通，内外侧浅层脂肪均要抽吸，这样才能获得较好的手臂形态。

③吸脂前应请医生检查，前臂无深层脂肪组织沉积的人抽吸时要谨慎，吸脂层次不宜过浅。

吸脂后

①皮肤过度松弛者进行吸脂手术后，若皮肤不能回缩，需要再进行二期皮肤切除整形术。

②因为死肌形成及淋巴液溢出，上臂抽脂手术后可能发生血清肿，导致皮肤松弛下垂，此时应延长穿戴弹力服的时间。

Top 9　背部塑形——做背影杀手

治疗时间：40 分钟		**维持时间**：永久	
治疗次数：根据脂肪量而定		**失败风险**：中	
恢复天数：20 天		**疼痛指数**：★ ★ ★ ★	
复诊时间：治疗后 3 天			

背部脂肪有什么特点？

背部中心为脊椎骨的棘突，两侧为强有力的骶棘肌，再向外就是由肋骨和肩胛骨组成的背部平面了。

背部脂肪一般是正后面的脂肪较平整且紧致，两侧腋下或肋部交界处的脂肪松弛，堆积明显。

正常情况下，背部的皮下脂肪薄而均匀，能表现出背部组织的轮廓，只有肥胖的人才显得臃肿。

如何塑造背部的平滑曲线？

背部吸脂

背部吸脂可算是面积最大、要求最严的手术之一了，医生要根据受治疗者的具体情况设计不同的治疗点进行吸脂手术。它通过均匀地去除一层脂肪，使皮肤的紧致程度适当增强，展现出背部的线条变化，表现出迷人的风采。背部吸脂的重点是背部的两侧，也就是腋下部分。

酷塑瘦身

酷塑（Cool Sculpting），又称冷冻减脂，一次治疗可以减少25%的脂肪层厚度，此仪器有专业的探头，能通过局部雕塑打造优美的背部线条。

进行背部吸脂后需要注意什么？

①手术后约一周的时间内，受术者必须保证充足的休息，以减少术后出血的情况。

②背部吸脂后，受术者应立即穿上弹性紧身衣或缠上弹性绷带，至少要穿3个月，这样可减少血肿。

③手术当天，有些受术者包扎的敷料会被渗液浸透，这时可在局部垫一些吸水性物品，浸湿的敷料无须更换。背部吸脂后第三天即可去掉包扎敷料，将切口或针眼部位用创可贴遮盖。

④背部吸脂部位的皮肤如果出现干燥情况，可涂抹护肤膏。皮肤皱褶处若出现凹凸不平的现象，可经常推拿，这样能使抽脂后的肌肉、皮肤均匀平滑。约半年后，皮肤就会变得平整如初。

⑤保持正常坐姿。调整工作台，选择一把高度适当的椅子，坐的时候把脚和背靠在支撑物上，膝部可以略低于臀部，这是一种对

受术者来说最舒服的姿势。还要调整电脑显示屏的角度和高度，保证它在视线正前方。

⑥保持良好的姿势给背部以支撑，脊柱处于自然中立的位置是最健康的。闲坐时，可将一个小枕头或者靠垫放在下背部，并经常变换靠背的倾斜度，这样可以为下背部提供支撑，减轻肌肉的压力。

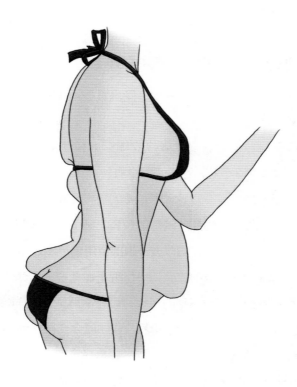

● 赵医生专访 ○

30天速美奇招

　　我们经常会接到一些重要的邀请，翻翻日历，发现只剩下一个月的时间"备战"。这时，与其临时抱佛脚，化上浮夸难受的妆容"混"party（宴会），不如选择素颜也美美的速美奇招享清闲！

倒数30天：超声刀紧致提升

　　许多女性一过30岁，皮肤松弛问题似乎一夜降临，再加上长期睡眠不足和无规律饮食，素颜时的状态就会很颓废，眼角、苹果肌、嘴角、双下巴的松弛下垂最明显。

　　然而，对于时间紧迫的你来说，手术拉皮显然是不合适的，所以我推荐你选择直达肌肉筋膜层的超声刀，在筋膜层上形成上万个胶原凝结点，轻轻松松把松弛的皮肤提拉回来，并在治疗后的1~3个月里达到"逆生长"顶峰。

倒数20天：点阵射频升级肤质

　　皮肤质地的好坏是一个女人是否精致的标志，我见过太多闪光灯下疲惫、不堪重负的亚健康肌肤——粗糙、成人痘、毛孔粗大、干纹、闭合性粉刺……或许你可以找到一个好的角度，或许你可以用修图软件把照片修整得完美无缺，但真实的你如何见人？

　　素颜的风靡预示着肌肤减负时代的到来，通过无创的光电治疗——点阵射频，帮助亚健康肌肤进行整体改善，让疲倦的肌肤恢复28天健康更新周期，激发自身胶原蛋白新生，抚平痘坑，紧致皮肤并收缩毛孔，重新获得素颜的资本吧。

倒数10天：组合注射"心形脸"

凹陷的太阳穴、泪沟，下垂的苹果肌，松垮模糊的面部廓肯定不是你想要的，只有填充凹陷配合紧致提拉的复合微整形，才能逆转衰老。

童颜心形脸也是有标准的，比如丰盈的额头、太阳穴、苹果肌，挺翘的鼻尖、下巴，丰润的嘴唇以及呈现"心"形的面中下部轮廓。但凡事都要适度，无节制的填充换来的可能不是"童颜脸"而是"满月脸"，治疗前一定要做好规划和设计。

速美方法固然方便，但养成良好的护肤、抗衰习惯更为重要。在这里，我必须提醒大家，变美在于勤奋，在于科学的规划和长期的坚持，千万不要盲目求快。

四、8个素颜无压力的医美项目

随着现代社会的化妆技术日益提升，卸妆堪比毁容的巨大反差屡见不鲜。

要成为24小时360°无死角的真"女神"，唯有完美的素颜才能达到，毕竟很多肤质在化妆品的"折磨"下可能越来越糟。

因此，省下受美妆博主强烈推荐而败光的钱用来做皮肤护理吧！早睡早起，争当护肤小能手，让素面朝天的你也能毫无压力吧！

Top 1 白瓷娃娃——咱们白着呢

治疗时间：40 分钟	**维持时间**：3 年
治疗次数：5 次	**失败风险**：低
恢复天数：不需要	**疼痛指数**：★★
复诊时间：不需要	

什么是白瓷娃娃？

白瓷娃娃是常见的调 Q 激光仪器，采用光致爆破原理，使粉碎的色素颗粒被巨噬细胞（属免疫细胞，有多种功能）吞噬。它是一种激光美白技术，又被称为"瓷白娃娃""柔肤激光"等。

"c6 白瓷娃娃"特指使用 c6 调 Q 开关设备进行的美容治疗，其治疗方法也逐渐多样化，比如单一使用 c6、c8 设备治疗，或者结合光子、点阵激光等联合治疗，但本质都是激光美容。

白瓷娃娃的工作原理是采用特殊光束照射特定介质，产生光热微爆的高热能量，并将能量传导至皮肤真皮层，彻底清除老化角质层，并充分刺激皮肤细胞的更新和活力。

黑脸娃娃与白瓷娃娃有什么异同？

相同点

两个项目均采用1064nm的激光来穿透肌肤真皮层，都是利用激光的选择性光热作用来解决皮肤问题。

不同点

黑脸娃娃治疗前要在治疗者的脸上涂抹碳粉，因为它是利用低能量激光光束，使涂抹在皮肤表层的碳粉产生微爆反应，刺激毛孔周围的表皮、真皮组织，达到缩小毛孔的效果。因为黑脸娃娃的柔肤激光是打在碳粉上，而不是直接作用在肌肤上，所以不会反黑。

白瓷娃娃是利用毛孔受热扩张原理，在治疗后需要受治疗者敷不同种类的面膜，有的可以缓解治疗过程中的不适感，加速皮肤恢复；有的含有美白因子，能够高效美白。

黑脸娃娃适合粗糙暗沉、肤色发黄、T区油腻、毛孔粗大的肤质；白瓷娃娃适合干燥紧绷、泛红敏感、肤色暗沉的肤质。

白瓷娃娃的适用范围及功效是什么？

①祛斑美白

白瓷娃娃能粉碎、瓦解顽固黑色素团，有效祛斑，让白皙肤色自然呈现。

②收缩毛孔

白瓷娃娃通过加热肌肤真皮层，让肌肤享受深层护理，使皮脂腺收缩，让粗大毛孔消失不见。

③消除细纹

白瓷娃娃特殊的1064nm波长可穿透肌肤真皮层，重建胶原蛋白结构，恢复肌肤弹性。

④控油清洁

白瓷娃娃能打开毛孔，抑制皮脂腺分泌，使毛孔畅通，让痘痘不再冒出来。

白瓷娃娃的治疗效果可以维持多久？

白瓷娃娃一个疗程需要5次治疗。治疗后，暗黄、黑色素沉着的皮肤变得细腻有弹性，治疗效果可以维持3年以上。

进行白瓷娃娃治疗需要注意什么？

①治疗前一星期及治疗后一星期都不能使用含果酸、A酸、水杨酸、高浓度维生素C、酒精等刺激性成分的保养品，还应避免使用磨砂膏去角质。

②治疗后会出现短暂的红、肿、热等反应，要使用医用面膜或冰膜迅速吸热、降温、补水，促进表皮生长和新陈代谢。

③治疗后要避免阳光直射，需要加强防晒，建议使用SPF30～50的防晒霜，外出时要每隔2～3小时补涂一次，还要配合撑伞、戴帽子等措施来做好物理防晒。

④治疗后应加强保湿工作，提高皮肤细胞内的水分含量，这样能刺激胶原蛋白再生，提升治疗效果。

⑤如发生皮肤异常情况，请及时告知医生。

白瓷娃娃的治疗过程

Step 1 清洁面部

医生用洗面奶清除受治疗者皮肤毛孔中的污垢和油脂，如果受治疗者还没卸妆，医生会使用特制的卸妆药水帮助其清洁面部。洁面后还要进行正常的面部护理，彻底清除毛孔中的油脂、细菌、黑头。

Step 2 激光祛斑靓肤

这是治疗过程中最关键的一步，用柔肤激光 Q 开关模式爆破治疗，震碎表皮污垢、角质和色素颗粒。它产生的高热能量能传导至表皮层，还能消炎杀菌、分解色素、收缩毛孔、改善暗黄。

Step 3 激光除皱活颜

利用长脉宽激光在短时间内释放出的高能量光波，充分刺激皮肤细胞的更新，激发活力，促进胶原纤维和弹力纤维的修复，利用肌肤的天然修复功能，启动新的胶原蛋白有序沉积和排列，从而实现瞬间去除细纹、皱纹，收缩毛孔，改善暗黄，平滑肌肤的功效。

Step 4 无创点阵扫斑

采用特殊光束通过照射特定介质，直接作用在皮肤表面，让色斑受热分解，并刺激皮下胶原蛋白增生，减少皱纹。

Top 2　超脉冲激光——去疤净肤

治疗时间：40 分钟	**维持时间**：1 年
治疗次数：3 次	**失败风险**：低
恢复天数：7 天	**疼痛指数**：★★★
复诊时间：不需要	

什么是超脉冲激光？

超脉冲二氧化碳激光可以输出脉宽极短、功率极高的脉冲激光。它产生的波长为10600nm，能通过二氧化碳激光技术对肌肤深层产生热效应。它利用特殊设计的点阵探头，将激光束分成许多纳米级的微小加热区，在表皮形成微创，以瞬间汽化的方式，剥离肥厚、粗糙、暗沉、不平整的表皮，使肌肤变得光滑、细嫩、洁净。同时，它产生的热作用可达到真皮层以加热深层胶原蛋白，重建肌肤底层基础胶原蛋白功能，增强皮肤弹性。

为什么脉宽越短越好呢？

激光治疗的时间越长，对于目标靶细胞的组织连带造成的伤害就越大。特别是在对面部进行美容治疗时，还有可能形成色素沉着，甚至会留下疤痕。

普通二氧化碳激光的脉冲宽度一般是几十毫秒，这么长的脉宽远远超过了人体皮肤的自然散热时间。人体皮肤自然散热的时间一般是1～2毫秒，如果我们想减少激光对细胞周围组织的热损伤，就应将激光脉宽缩到2毫秒以内。并且，每次激光之间还要留有大于2毫秒的时间间隔，让皮肤周边的组织在这个间歇里冷却下来。超脉冲二氧化碳激光器正是遵循这样的原理而研发的，这台激光器的脉宽只有不到2毫秒，可谓超短。

超脉冲二氧化碳激光可以治疗哪些肌肤问题？

超脉冲二氧化碳激光可以用于祛除身体表面任何部位的各种色素痣、斑、暗疮、汗管瘤、脂肪瘤、血管瘤、疤痕、睑黄疣、眼袋、文身、不良眉形、深度皱纹。此外，它还可以用来进行面部精细美容手术及外科手术。

皮肤科：尖锐湿疣、皮肤纤维瘤、瘢痕疙瘩、鸡眼。

外科：肛肠手术、体表皮赘、粉瘤、腋臭。

妇科：宫颈糜烂、宫颈息肉、原位癌前病变。

泌尿科：包皮过长、阴茎肿胀、各种性病的照射性治疗。

然而，能够用这台万能的激光刀进行上述治疗的医生数量很少。

超脉冲二氧化碳激光有哪些局限性？

在追求温和治疗的时代，超脉冲二氧化碳激光的使用显出了它的局限性，因为这种设备最擅长的是深度皱纹的消除以及面部的表浅剥脱换肤术，是会对皮肤造成损伤的。所以不到万不得已，医生一般不建议采用这种方法。

使用超脉冲二氧化碳激光治疗后会不会有副作用？

超脉冲二氧化碳激光治疗仪在治疗病变的同时，对周围正常的皮肤组织会有不同程度的伤害，最常见的就是留下浅表的瘢痕、色素减退、色素沉着等。

超脉冲二氧化碳激光治疗后需要注意什么？

①治疗后一定要保持治疗部位的清洁。

②治疗后3日内治疗部位不能沾水。

③要尽量保护结痂，耐心等待其自然脱落。

④可以在医生的指导下使用一些具有修复功能的皮肤生长因子、胎类产品，还可以配合使用功能性再生霜。

⑤治疗后要正确积极地做好防晒。

⑥治疗后要按照医生的要求及时复诊。

超脉冲二氧化碳激光治疗的过程

Step 1 皮肤检测

医生会给受治疗者做一个全方位的皮肤检测，了解受治疗者的皮肤状况及需要加强治疗的部位。

Step 2 麻醉

敷表面麻膏30分钟。

Step 3 治疗

开始治疗，医生用激光射头在受治疗部位操作，缓慢移动射头发射能量。

Step 4 镇定

治疗结束后，需要通过冰敷或者吹冷风的方式让皮肤表面镇定下来，这个过程通常需要30~60分钟。

Top 3　果酸换肤——暗沉克星

治疗时间：根据果酸浓度及皮肤反应而定

治疗次数：4 ~ 6 次　　　　**维持时间**：永久

恢复天数：1 ~ 7 天　　　　**失败风险**：低

复诊时间：不需要　　　　　**疼痛指数**：★

为什么会出现肤色暗沉的现象？

肤色暗沉和皮肤老化紧密相关。紫外线是皮肤老化的主要原因，它会让肌肤纹理混乱、血液循环不畅、黑色素积聚、肤色发暗、皮肤粗糙松弛、出现细纹，这些都是初期老化的症状。因此，千万不要把皮肤暗沉不当回事，这可是皮肤老化初期的重要表现！

肌肤暗沉的原因之一是角质层的透明度降低。角质层储水充分的肌肤能够反射光线，给人清透明亮的感觉。反之，一旦角质层变得干燥，反射光线的能力就会减弱，肌肤明亮度也随之下降，肌肤自然显得暗沉无光。

肌肤暗沉的表现有哪些?

①皮肤干燥、松弛。

②以颧骨高处为中心的皮肤显得特别暗沉。

③整体肤色看起来好像有一层阴霾笼罩。

④T区较为油腻。

什么是果酸?

果酸的种类非常多,早期主要采用甘醇酸,目前除了甘醇酸还增加了其他种类,如杏仁酸、柠檬酸等。几种果酸相互结合使用能够更有效地解决皮肤问题,维持肌肤的含水量,促进坏死的角质剥落,达到光滑、换肤的效果。pH值在4以下的果酸对皮肤影响较大,因此被视为医疗级别的果酸;pH值在4以上的果酸对肌肤刺激性较小,常用于一般的美容保养品。

果酸换肤有什么优势?

果酸换肤可以同时治疗肌肤暗沉、皱纹、痘坑痘印、黑头、浅层斑等多种问题,适用范围极广,并且可以搭配多种美容项目。它以时间短、见效快、不影响正常的工作和社交生活的优势而深受人们喜爱。

果酸换肤能美白吗？

能。果酸换肤除了能让肌肤明亮，在代谢的过程中也能让一些沉淀的色素消失。另外，在换肤过程中，它能通畅毛孔，改善因毛孔阻塞和细菌感染造成的红肿、发炎，对于有粉刺、青春痘困扰的人是不错的选择。

果酸换肤安全吗？

果酸换肤早期使用不规范，许多人因过度使用造成肌肤红肿、脱皮，这也让许多爱漂亮的人不敢尝试。果酸换肤是一种化学性的换肤，需要有经验的医生操作，才能保证安全性。

果酸的浓度、治疗的时间、使用者的肌肤忍受度等因素都会影响治疗的效果。在果酸换肤的过程中，若发现皮肤有红肿情况发生，就应该立即停止，等待角质完全脱落，皮肤状况恢复后再决定是否进行下一次治疗。

果酸换肤可以去黑头吗？

可以。用甘醇酸加上其他种类酸，让几种果酸相互结合，可以使坏死的角质剥落，达到去黑头的效果。

果酸换肤可以除痘印吗？

可以。黑色痘印起于痘痘发炎后的色素沉淀，即长过红痘痘的地方通常会留下黑黑脏脏的痘印，使皮肤暗沉，这些颜色其实会随着时间的推移慢慢地消失。这是一种暂时性的假性疤痕，并不是真正的疤痕。

果酸换肤除黑色痘印的治疗过程

Step 1 超声波导入

医生使用超声波导入仪将左旋维生素C类精华液导入肌肤，促进皮肤产生胶原蛋白，加快黑色痘印消去的速度。

Step 2 美白

治疗后，医生为受治疗者搭配外用美白护肤品（日用）、果酸类护肤品（夜用）来加强疗效。这样做一方面可以抑制黑色素产生，另一方面能够促进皮肤新陈代谢，加速黑色素的排出。

美白保养品及果酸类保养品对于除黑色素沉淀较为有效，但对消除红色痘印的效果相对较差。

果酸换肤可以除痘坑吗？

可以。使用高浓度的果酸进行皮肤角质的剥离，促使老化角质层脱落，加速角质细胞及少部分上层表皮细胞的更新速度，促进真皮层内弹性纤维增生，对较浅的凹洞性痘坑有较好的疗效。同时，果酸的使用还能改善毛孔粗大问题。果酸除痘坑的优点是安全性高、副作用小，但需要经多个疗程治疗才能消除痘坑。

果酸换肤可以祛斑吗？

可以。浓度高于20％的果酸会使肌肤外层老化细胞更易脱落，在老化细胞脱落的过程中，沉淀于皮肤表皮层的色素颗粒会一并脱落。果酸同时能促进真皮层内胶原蛋白、弹性纤维、黏多糖类增生，达到漂白、祛疤、祛斑的效果。

果酸换肤可以去皱吗？

在皱纹还没有定型的轻熟龄阶段，女性给皮肤补充胶原蛋白的同时，也可以用酸类保养品促进角质代谢，刺激胶原蛋白"二次生长"，激发肌肤的青春潜能。我们可选择各大品牌推出的居家果酸换肤组合，这样的疗程相对温和、完整，也比单瓶果酸液的活化效果好很多。

另外，对于木偶纹这样的局部深刻皱纹，局部换肤也是不错的选择。

果酸换肤能够除妊娠纹吗？

能。应用高浓度果酸促使妊娠纹部位的角质层脱落，加快角质细胞及少部分表皮细胞的更新速度，可以重构妊娠纹部位的上皮组织，改善妊娠纹外观。常用的治疗妊娠纹的果酸有苹果酸和枸橼

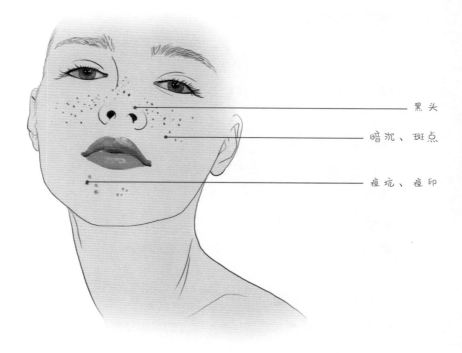

黑头

暗沉、斑点

痘坑、痘印

酸。但果酸换肤只适用于治疗未发生皮肤全层断裂的妊娠纹，对触之有凹陷感的妊娠纹的治疗效果较差。

果酸换肤治疗妊娠纹的治疗时间为30~60分钟1次，需要6~8次治疗才能达到理想效果，建议每隔2~4周治疗一次。每次治疗后，皮肤需要一周左右的恢复期，但基本不影响正常的生活和工作。

果酸换肤除妊娠纹的治疗过程

Step 1 清洁

先用特殊清洁剂清洗治疗部位。

Step 2 涂抹果酸

专业医生用高浓度的果酸在妊娠纹部位涂抹。

Step 3 终止果酸作用

医生在治疗部位喷上中和液，终止果酸的作用。

Step 4 冰敷，护理

医生及护士以冰敷方式减轻受治疗者的疼痛及发红情况，然后为其涂上营养霜。

哪些人不可以进行果酸换肤？

①有局部细菌、病毒感染者，或免疫相关的疾病患者。

②正在接受放射治疗的患者。

③近期正在接受雌激素、孕激素治疗者

④正在进行维A酸治疗者。

⑤瘢痕体质者。

⑥精神病患者或情绪不稳定者。

⑦吸烟者。

⑧皮肤有中度、深度的剥脱者。

⑨心、肝、肾脏疾病患者。

果酸的浓度越高效果越好吗？

不是的。以前，国外常以浓度百分比规范果酸，果酸浓度超过10%为医疗用果酸。但事实上，果酸浓度与换肤强度并非成正比，果酸除了 pH 值之外，其品牌、成分甚至是泡果酸的机器都会影响换肤的效果，浓度15%的果酸换肤效果不如浓度10%的果酸换肤效果是有可能发生的。

果酸换肤常见的使用浓度大致为20%、35%、50%、70%，在使用时，除了要注意浓度，还要控制使用时间。果酸作用时间过长易造成烧焦、结痂等后果。

果酸换肤主要是让肌肤看起来明亮有光泽，而非像磨皮一样换一层皮肤，除非本身有疤痕、凹洞，否则医生不会建议受治疗者使用浓度过高的果酸。对于首次接受治疗的人，医生都会为他们选择低浓度果酸。这是因为肌肤除了需要淘汰坏死角质，也需要保留好的角质，一味采用高浓度果酸反而会对肌肤造成伤害。

换肤必须循序渐进。医生一般会从低浓度、短时间开始，逐渐提高果酸浓度、延长作用时间，多次治疗后一般能达到预期的效果。做果酸换肤千万不能操之过急，欲速则不达，频率过高会对皮肤造成伤害。

果酸换肤可以经常进行吗？

果酸换肤一定要适可而止。

通常，果酸换肤的1个疗程为4～6次，可以逐次提高果酸浓度，但不建议采用一次做足的方式。有些美容机构标榜一次完成果酸换肤，其实是让消费者承担了很高的风险。

3～4周为一个肌肤的更新周期，进行果酸换肤治疗时，要根据不同浓度及皮肤反应确定间隔时间，如果在肌肤尚未更换完全时便进行下一次治疗，会使换肤效果大打折扣。医生要根据治疗者的皮肤状况，酌情调整使用果酸的浓度、作用时间、治疗次数，才能达到比较满意的最终效果。

另外，果酸换肤还可以搭配美肤激光类设备进行周期性治疗，以改善面部血液循环，促进皮肤新陈代谢。

果酸换肤有什么风险？

①色素沉着

治疗前后应避免阳光直射，这样可在一定程度上减轻色素沉着现象。

②瘢痕

多见于瘢痕体质者。

进行果酸换肤后需要注意什么？

①在皮肤恢复期间可能会出现痒、灼热、紧绷、脱皮或轻微结

痂的现象。这些症状在治疗后一周内会慢慢消失，不必担心。切记不能因瘙痒而去抠抓脸上的痂皮，否则会造成发炎后的色素沉淀，甚至留下明显的抓痕。

②在换肤后的1~7天内，要避免用力揉搓治疗部位的皮肤，并在医生指导下用指定药妆品护肤。进行果酸换肤后，医生会根据受治疗者的皮肤反应，给他们配上含果酸的药妆品带回家使用，加强效果。另外，还可以使用安全有效的左旋维生素C来美白。

③换肤后，建议受治疗者不要化妆，并加强防晒和保湿工作。

④若有发炎情况，不要使用含刺激性成分的产品，如酸性、酒精性产品等。

⑤在彻底恢复之后才可以用原来的护肤品。

⑥换肤后应尽量避免食用刺激性食物，避免烟酒。

Top 4　肉毒素去眼袋——简单有效变电眼

> **治疗时间**：10 分钟　　**维持时间**：6 个月
>
> **治疗次数**：1 次　　　　**失败风险**：低
>
> **恢复天数**：不需要　　　**疼痛指数**：★
>
> **复诊时间**：不需要

怎样去眼袋？

对付眼袋要按照其形成原因的不同而采取不同的处理方式。由睡眠不足引起的眼袋，改善的方法就是保持充足的睡眠，也可冷敷或使用保湿型眼霜加以按摩。由肌肉过于强壮造成的眼袋，注射肉毒素就能见效。将肉毒素注射入眼袋位置，能阻断神经和肌肉之间的信息传导，使过度收缩的肌肉放松舒展，眼袋便随之消失。由眼周脂肪过多引起的眼袋，最有效的根除方法是依靠美容外科手术。

做完眼袋后泪沟也会消失吗？

泪沟是由泪沟韧带造成的，与眼袋没有绝对相关性，不过最常看到的状况是眼袋和泪沟同时存在，建议最好同时处理。

Top 5　玻尿酸去黑眼圈——拒绝熊猫眼

治疗时间：60 分钟　　　维持时间：6 ~ 12 个月

治疗次数：1 次　　　　　失败风险：低

恢复天数：1 ~ 2 天　　　疼痛指数：★

复诊时间：治疗后 30 天

长期形成的黑眼圈如何在短期内消除？

看到黑眼圈，通常会想到熬夜，所以很多人认为只要睡眠充足就不会有黑眼圈了。黑眼圈确实是由熬夜、疲劳等因素造成的，但长期睡眠不足会让眼睛周围的血管和黑色素不断沉淀，所以就算后来改变睡眠习惯和品质，黑眼圈也很难消失，这时候就要通过激光治疗来淡化黑色素。还有一种黑眼圈是由黑色素生成和代谢不全形成的茶色黑眼圈，这种情况也可以用激光治疗。但还有一种由于下眼睑凹陷，在光线下形成阴影造成的黑眼圈，就只能选择注射玻尿酸来填补凹陷，改善黑眼圈了。不过注射时要注意注射位置的深浅，避免"丁达尔现象"（当一束光线透过胶体，从垂直入射的方向可以观察到胶体里出现一条光亮的通路），否则，依然会造成下眼睑处发青。

玻尿酸除黑眼圈有什么优势？

①操作时间短，能立即看到去黑眼圈的效果，无须等待。

②安全性高，人体中原本就有玻尿酸，注射的可以在人体中保持6～12个月，最终被人体降解吸收，无副作用。

③治疗后仅有细小针眼和红肿，基本无须恢复期，不影响受治疗者的工作和生活。

④效果可逆，如不满意可用溶解酶溶解。

⑤可以对注射部位进行精细的调节，提升精致度。

⑥玻尿酸产品丰富，不同价位可满足不同要求的消费者。

Top 6 半永久——拥有逆天素颜

治疗时间：1 小时　　维持时间：3 ~ 5 年

治疗次数：1 次　　　失败风险：低

恢复天数：7 天　　　疼痛指数：★★

复诊时间：根据颜色酌情于 1 年内补色

什么是半永久？

半永久化妆基于皮肤科学，在皮肤的表皮层进行美妆，是整形美容术和化妆术结合衍生的一项美容技能。做过这种美容术后，人的眉毛、双眼和嘴唇能够呈现出化妆效果。半永久化妆又被称为细微细胞内色彩插入、韩式定妆、文身皮肤涂植、持续性强化化妆术等，美国称其为细微永久美妆，日本称其为持久性美妆，韩国称其为持久化妆……这个技术是几年前就有的，近两年发展最快，为更多人所知。半永久化妆因为其独特的化妆效果而闻名，是不用卸妆的高级化妆技术。

半永久用的染料安全可靠吗？

半永久的原理是在皮肤的表皮层中进行美妆。随着表皮层皮肤细胞的新陈代谢，通常3～5年后会慢慢消失。在美国和欧洲等发达国家和地区，半永久的安全性早已获得认证，已经是大众化妆法了。其治疗使用的材料是即使侵入皮肤也不会有副作用和变色的天然材料，对人体没有任何危害，甚至比化妆品都让人放心。

半永久适合什么人？

①喜欢游泳、健身等体育项目的人。

②喜欢旅行的人。

③头发、眉毛少的人。

④运动员、厨师等常流汗的人。

⑤不会化妆的人。

⑥喜欢蒸桑拿的人。

⑦因视觉障碍、关节障碍、运动障碍而难以化妆的人。

⑧唇线不明显的人。

⑨在潮湿环境工作的人。

⑩想要矫正文身的人。

半永久可以做哪些部位？

文眉

文眉一般采用将色料植入眉部皮肤的方式达到长久的画眉效

果。这种文眉技术一般要求医生根据治疗者的脸形和眼形来设计眉形，完成文眉后，治疗者可以省去每天化眉毛的麻烦。

文眼线

文眼线时，医生会根据治疗者的上眼睑走势来设计眼线，并根据治疗者的眼皮样子来优化治疗方案，达到自然美观的效果。

文唇线

一些人嘴唇颜色太浅，给人身体不健康的感觉，文唇线能够很好地修饰唇形，改善唇部颜色过于苍白的情况。文唇线之后，唇形会显得更加立体。

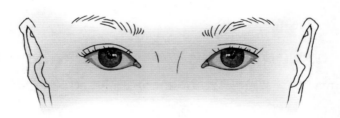

做半永久之前

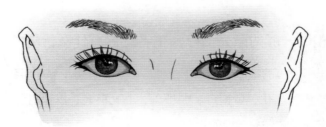

做半永久之后

Top 7 王者之冠——祛痘嫩肤

治疗时间：30 分钟	**维持时间**：1 年
治疗次数：3 ~ 5 次	**失败风险**：低
恢复天数：3 天	**疼痛指数**：★ ★ ★
复诊时间：不需要	

什么是王者之冠？

王者之冠是一种非剥脱点阵激光，其工作原理是用波长1565nm的点阵激光在真皮层产生一个加热带，对皮肤病变组织采取精细准确的微米分层气化，可将瘢痕病变组织去除干净，使深浅不同的病变组织变平软，且不破坏正常组织，从而实现去除细小皱纹、缩小毛孔、改善肤质的作用。

相比一般的激光治疗，王者之冠有什么优势？

王者之冠的临床使用范围更加广泛。它可用于治疗痘印、细小皱纹、皮肤老化、黄褐斑、咖啡斑、毛孔粗大、皮肤暗沉等问题，尤其是对除痘印有明显的效果。

王者之冠的治疗过程

Step 1 清洁，麻醉

医生先为受治疗者清洁治疗部位，然后敷上表面麻膏15 ~ 20分钟。

Step 2 保护，治疗

医生在治疗部位涂抹冷凝胶保护肌肤，并为受治疗者戴上眼罩来保护眼睛。然后，医生会将治疗头轻放于待治疗的皮肤上，实施治疗。

Step 3 镇定

治疗后，医生及护士用冰敷等手段来镇定治疗区域的肌肤。

多长时间做一次王者之冠效果最佳？

建议每个月做一次，共做3 ~ 5次。疗程次数取决于受治疗者的需求，去除眼周细纹，做3次就基本可以达到效果，但如果是要去除妊娠纹，就需要多做几次才行。

Top 8　营养针——拯救"烂脸"

治疗时间：30 分钟	**维持时间**：1 年
治疗次数：14 ~ 21 天 / 次，5 次	
恢复天数：不需要	**失败风险**：低
复诊时间：不需要	**疼痛指数**：★★

提升"颜值"的根本方法到底是什么？

很多人到了一定年龄，肌肤进入熟龄肌阶段后，脸上动不动就干燥起皮、出现细纹、泛红瘙痒、暗沉无光……再加上日常护肤的疏忽和周围环境的影响，肌肤便一直处在"危机四伏"的状态，各种各样的问题接踵而至。

很多爱美的人都有同样的诉求——变得更好看。但是，他们之中的多数人只是一味地追求精致的五官或者小 V 脸，而忽略了最根本的要素——优质的肌底。

什么是中胚层疗法？

我们的皮肤分为表皮层和真皮层，表皮层是由外胚层发育而来，而真皮层则是由中胚层发育而来的。皮肤问题一般都出现在真皮层，而绝大多数的肤品的分子结构太大，无法渗透进入深层皮肤，也就无法从根源上解决肌肤问题。中胚层疗法就是通过注射的方式，将营养物质透过表皮层直接输送到皮下深层，直达真皮层。

目前，中胚层疗法的确是效果最好的医美保养项目之一，它在补充营养、维持肌肤状态的稳定上的确能起到很不错的效果。

中胚层疗法能使用的药剂有哪些？

①菲洛嘉

菲洛嘉包含透明质酸、6种辅酶、12种维生素、6种矿物质、5种核酸、23种氨基酸等50多种成分，药剂在补水成分的基础上添加了大量营养物质，能够促进肌肤胶原蛋白和弹性纤维的自我更新和修复，属于典型的养护型产品，在调理肤质、初抗衰方面的表现很不错。同时，使用菲洛嘉时，对不同的肌肤问题要用不同的注射手法，分别是改善细纹的手法、改善毛孔粗大的手法、紧致肌肤的手法。

②丝丽动能素

丝丽动能素的成分主要是复方维生素、氨基酸、矿物质等细胞营养物质，与菲洛嘉差别不大。但丝丽动能素由法国Revitacare公司研发生产，有独家专利技术CT50。CT50以透明质酸为基础，以50种活性成分为核心，对抗氧化，改善细纹、松弛、暗沉等功效更强。

丝丽动能素有几个不同的型号，它们的区别在玻尿酸的含量上，目前使用频率最高的是516，这个型号基本可以照顾到大部分年龄段的肌肤问题。

③婴儿针

婴儿针也称三文鱼针，这是因为其针剂内含有PDRN——一种从三文鱼的生殖细胞中提取出来的物质。三文鱼的DNA（基因）与人体的DNA相似度高达98％，是促进皮肤再生的物质。它能够增强组织再生功能、修复受损细胞、促进伤口愈合、改善肤色及疤痕、恢复皮肤正常代谢。

婴儿针有3种型号：

I型：修复功能，属于同系列中PDRN含量最高的，另外还含有EGF、FGF等多种细胞生长因子，适合对修复要求比较高人使用。

H型：补水保湿功能突出，但是与菲洛嘉与丝丽动能素相比，玻尿酸含量不高，性价比较低。

W型：针剂内添加了熊果苷，美白功能突出。

对于不同型号的婴儿针，我们要根据自己皮肤状况与诉求来选择，只有对症下药才会得到更好的效果。

年轻的肌肤也可以注射营养针吗？

如果你觉得这种高营养的针剂只适合熟龄肌，那就是大错特错了。除了每种针剂的优势功能，营养针还可以提高肌肤的免疫力，强健肌肤基础，从根本上改善肌肤问题。比如，很多人吃辣会过敏，如果注射了营养针，说不定会让你不再忌口。

注射营养针的治疗过程

Step 1 麻醉

在面部敷麻膏20分钟，如果受治疗者比较怕疼，就需要敷得厚一些、时间久些，如果受治疗者特别怕疼，还可以根据情况吃一粒止疼药。

Step 2 注射

医生从额头开始为受治疗者注射营养针，并根据面部松弛情况和受治疗者的诉求在相应位置加大注射剂量。如果有瘦脸的需求，还可以同时注射保妥适（肉毒素）。

Step 3 涂抹bb霜

刚注射完会有肿起的小鼓包，不需要敷面膜或冷敷，只需要等待30分钟左右，小鼓包就会消下去。之后，医生或护士为受治疗者涂抹医用bb霜就可以了。

接受营养针注射后需要注意什么？

①注射后的当天晚上就可以正常洗脸护理，然后需要敷一片面膜，并坚持敷7天。

②注射后2～3日内有红肿状况发生属于正常现象，只需要进行正常护理即可，不必担心。

赵医生专访

辣妈的青春与年龄无关

必须承认，每个女人看到小婴儿脸上"爆表"的胶原蛋白时，心理活动都是很微妙的。但我们要做到不和年龄较真，勇于尝试新事物，在每一个阶段里都能感受自己的美。这才是一个辣妈的好心态！

生孩子后，护肤方案有什么改变？

生宝宝以前，我的护肤方案以补水保湿为主，光是保湿水就有三四种，精华也是保湿美白叠加，一套流程下来至少半小时。但现在不一样了，我必须缩短烦琐的护肤过程，所用的产品以针对性强的专业产品为主。我会更多地关注紧致、嫩肤类的美容产品，另外，眼周肌肤、手部、嘴唇和颈部都是暴露年龄的细节部位，需要对它们做重点护理。

有没有推荐的护肤产品？

我最近经常使用的是一款家用美容仪——NEWA美肤焕新仪，它非常适合救急，比如在参加同学会、朋友婚礼、公司年会等场合之前使用。这个仪器是专业的3DEEP（3重深度）射频仪，射频能量能够刺激真皮层的胶原纤维收缩，促进分泌更多健康胶原蛋白。虽然它的热量不足以达到医疗水准，但也是一项在家就可以享受到的抗衰美容技术。使用它能够维持肌肤紧致的时间是1周左右，适合没有太多时间去医疗美容机构或者美容院做肌肤管理的女性。

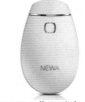

NEWA 美肤焕新仪

再说说唇部护理。

现在很多女生都是口红控，不集齐各种色号的口红不罢休，但她们往往会忽略唇部的保湿、滋养和卸妆工作。我不会涂太艳丽的口红，但很看重唇部护理产品。我常备Revive润唇膏，它能瞬间填充唇纹，深层滋润双唇，每涂一次就能看到立刻滋润的效果。它的核心成分是寡胜肽，可以促进胶原蛋白增生，它选用胡桃籽油和杞果籽油，可以长时间保湿滋润。另外，我也非常推荐雅诗兰黛的倾慕丰唇蜜，因为它在唇蜜里添加了玻尿酸，同时具备色泽和保湿度，完全不会有涂抹之后很干，或者加重起皮的问题。

 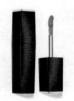

Revive润唇膏　　　　雅诗兰黛倾慕丰唇蜜

作为医生，我更倾向于药妆产品，因为它们的指向性明确，虽然功效相对单一，但浓度更高，所以效果也更明显。医学美容品牌Revive的润泽更新晚霜是它的明星品，主打修复更新。它的成分很简单：果酸——加快肌肤新陈代谢，RES专利成分——促进皮肤更新和胶原蛋白生长。另一个药妆品牌——美瑞可的阿魏酸、Q10和VC精纯液也是我常备的，这些原液类产品可以混合或单独使用，配合光电类治疗还可以大大提升祛斑、紧致的效果。

能否给新晋妈妈们做一个医美投资计划？

现在，依然有很多女人对医美项目有畏惧心理，但我觉得，对待不同年龄的问题需要用不同的手段。20岁，我们可以用一支祛痘棒彻底搞定青春痘，但是对于反反复复由激素、压力、睡眠、饮食等原因造成的成人痘，可不是那么简单就能去掉的。而且，熟龄肌的代谢、更新都已经变慢了，这时候就需要用些外力来辅助，这并不是在破坏肌肤结构，而是用外力唤醒、加速肌肤的新陈代谢。

在嫩肤紧致类微整项目中，我首先推荐光子嫩肤M22。它是全面改善色素性、血管性皮肤问题及皮肤质地的"神器"。但最近滥用"光子"导致反黑的案例也越来越多，所以一定要到专业的机构治疗，因为有经验的医生凭借肉眼就可以分辨哪些问题可以用光子嫩肤解决，哪些不可以。另外，当碰到容易反黑的肌肤时，能量高的治疗方案必然导致反黑，但低能量多次治疗却是可行的，这就需要医生的经验和专业判断了。

皮肤松弛会让女人显老，所以紧致类的射频治疗应该成为每个女人的常规项目！它能温和提升、缓解初生细纹，减少皮下浅表脂肪，重塑紧致轮廓，让衰老慢下脚步。这样安全的治疗不会导致任何红肿不适，不会影响正处在哺乳期的身体状态，身边人只会觉得你的脸看起来很紧很瘦，却根本不知道你动了什么手脚！

如何做医美更有效果？

微信扫描二维码关注"美课美"

读懂各种问题肌对应的治疗方案

写在最后的话

医美有风险，
为什么我们还要选择冒险？

武宗杨

7年前，我遇到了我的老公，周围没有一个朋友看好这段关系，我也知道这是一份看不清明天的感情，但内心有一个声音默默告诉我：有时候乐趣就在未知与风险之中。

我一直觉得，谈恋爱和医美有很多相通之处。

1. 相遇不可预测，基本要靠缘分。

女孩子最喜欢说的就是"我想找一个什么样的男生"，但多数情况下，最终的伴侣都不是她们脑海里规划的那一个。30岁以前，我一直觉得自己注定要找一个很优秀、需要仰视、气场大、罩得住我这个天蝎座女人的男人，但是我老公根本不是这个样子。他从来不靠气场吸引我，也从不忌讳我一天比一天出色。我们最终的相知相惜更多来源于很多细微小事中的默契与亲密感，外人很难察觉。

而遇到给我做双眼皮的医生——周院长，不能不说也是一种缘分。我一直对自己的眼睛不满意，随着年龄增长，上眼皮越来越松，上镜时基本成了单眼皮。并且 50% 的早晨我的眼皮是肿的，只能用勺子冰敷、按摩，不鼓捣半小时是没法见人的。如果上午有重要的事，必须贴双眼皮贴，就怕人家问我"最近是不是没休息好"。

当我告诉周院长我不想要"傻大宽"，不想做了眼睛让别人一看就是做了，不想让家里人觉得不自然，不想不再是我自己等一系列要求后，她完全能理解我的需求和困扰。这和我以前接触的医生都不一样。最终，我们选了最保守的埋线手术，没有切眉、没有剪皮、没有吸脂，做完后，我的眼睛自然到爸妈都看不出来我做过微整，恢复期只有短短的几天，而且上镜的时候，我又看到了 10 年前的那个自己。

2. 谁想要一眼就看到 80 岁的生活？

生活不怕折腾，但就怕变成一湾死水。30 岁一结婚就看到了自己即将和接送孩子、带他们上兴趣班、不注意形象的生活捆绑，但这绝不是我要的生活。尽管我无法预知这一段感情的走向，但至少我知道它会一直充满新鲜感，会有我不期而遇的变化，会有surprise（惊喜），这远比一成不变更吸引我。

而医美是什么？无非就是不愿意去接受那个平庸的自己，或是较着一股劲，非要好上加好的自己。爱上水光针、射频、超皮秒的女人一定是迷恋无瑕肌肤和圆润饱满的脸形，拍照时就是喜欢胶原蛋白饱满得要溢出屏幕的样子的人。而热玛吉、超声刀、童颜针、埋线是那些要比同龄人更有优越感的女人专属的，她们通过外力刺激或提拉后的脸颊可以立刻把同龄人甩掉十条街。全脸玻尿酸注射、双眼皮、隆鼻等微整手术让先天平凡的五官如同被施了魔法，虽说你还是你自己，但又隐隐有些不同。

如果人变得更美了，谁还想变回之前的自己？

3. 折磨？难道不是痛并快乐着吗？

我有个同事，喜欢上了一个各方面都没有她优秀的男孩。可是，她一见到他就小鹿乱撞、心跳加快，见不到就思念到不行。他人看起来很邋遢、门不当户不对、异地恋、年龄差⋯⋯这些问题在她看来都不是问题，两个人相处，再多硬件条件都抵不过体内激素的变化，本能大于一切。

我第一次做飞梭是被 Kevin（凯文）老师鼓动的。打麻醉、抹麻药、吃止疼药帮助我强忍着坚持了下来，可是这只是受折磨的开始。治疗完成之后的 3 个小时，我一直用冰袋敷着脸，根本没法拿开，不然就火烧火燎地疼。后来我又吃了一次止疼药才算勉强熬过那一晚。接下来的一周，正在热恋期的我愣是戴着口罩陪男友吃饭，没让他看到我的脸，等到结痂终于开始一点点脱落，我也没有看到传说中的"剥蛋壳"效果，皮肤是好了一些，但是代价太大。

疼是很容易忘的，后来热玛吉、超声刀、酷塑进入中国，我还是忍不住去试，哪怕第一代热玛吉疼到堪比生孩子，超声刀不得不全麻，我依旧在这种痛并快乐中越战越勇。

因为，我热爱美，追求美。

图书在版编目（CIP）数据

微整 / 赵琼，武宗杨著；袁诗栋绘. -- 青岛：青岛出版社，2019.9
ISBN 978-7-5552-8484-0

Ⅰ.①微… Ⅱ.①赵… ②武… ③袁… Ⅲ.①美容－整形外科学 Ⅳ.①R622

中国版本图书馆CIP数据核字(2019)第169918号

书　名	微　整 WEIZHENG

著　者	赵　琼　武宗杨
绘　者	袁诗栋
出版发行	青岛出版社
社　址	青岛市海尔路182号（266061）
本社网址	http://www.qdpub.com
邮购电话	13335059110　0532-68068026
策　划	刘海波　王　宁
责任编辑	刘百玉
特约编辑	孔晓南
装帧设计	观止堂_未氓　孔舒琴
照　排	光合时代工作室
印　刷	青岛名扬数码印刷有限责任公司
出版日期	2019年9月第1版　2019年9月第1次印刷
开　本	32开（890mm×1240mm）
印　张	8.5
字　数	250千
印　数	1-8000册
书　号	ISBN 978-7-5552-8484-0
定　价	68.00元

编校质量、盗版监督服务电话：4006532017　0532-68068638
建议陈列类别：医学美容类　女性时尚类